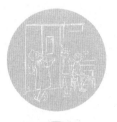

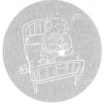

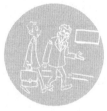

现代医院

优质服务与医务礼仪

MODERN HOSPITALS

靳婳 著

U0345949

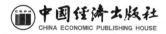

中国经济出版社
CHINA ECONOMIC PUBLISHING HOUSE

·北京·

图书在版编目（CIP）数据

现代医院优质服务与医务礼仪 / 靳斓著 . -- 北京：
中国经济出版社，2023.7

ISBN 978-7-5136-7370-9

Ⅰ. ①现… Ⅱ. ①靳… Ⅲ. ①医院 – 卫生服务 – 研究
②医药卫生人员 – 礼仪 Ⅳ. ① R197.32 ② R192

中国国家版本馆 CIP 数据核字（2023）第 115668 号

责任编辑　陈　瑞
责任印制　马小宾
封面设计　任燕飞

出版发行　中国经济出版社
印 刷 者　北京柏力行彩印有限公司
经 销 者　各地新华书店
开　　本　710mm × 1000mm　1/16
印　　张　20.25
字　　数　200 千字
版　　次　2023 年 7 月第 1 版
印　　次　2023 年 7 月第 1 次
定　　价　59.00 元

广告经营许可证　京西工商广字第 8179 号

中国经济出版社 网址 www.economyph.com 社址 北京市东城区安定门外大街 58 号 邮编 100011
本版图书如存在印装质量问题，请与本社销售中心联系调换（联系电话：010-57512564）

医者仁心。

所谓"仁心"，在患者看来就是医护人员对疾病的专业与严谨，对患者的关爱和尊重，以治疗病痛的躯体、缓解与释放紧张焦虑的情绪。

据《九派新闻》报道：陈女士在某医院生完孩子，几天后感觉下体有坠胀感，并且散发恶臭。经检查后得知自己体内竟然留有一块纱布，陈女士找到院方要求退还顺产费用并赔偿。院方承认是一个年轻的医护人员没有取出纱布，愿意给陈女士3000块钱的营养费。陈女士及家人不认同，认为3000块是"羞辱人"。这件事情的发酵，给医院造成很大的负面影响。

来自某医院的分享：一位老年患者来看病，中年医生没问病情，扫了一眼检查结果就开药，前后不到两分钟。老年患者不干了，去投诉中年医生。医院于是重新安排一位年轻医生。年轻医生经验不如那位中年医生。但这位医生不仅看了检查结果，还仔细观察了他的身体状况并询问情况，又给了很多建议，最后才开药方。这位老年患者满意地告诉医院：还是这位医生医术好。

或许在很多医护人员眼里，患者就是一具具有病征的躯体而已。但在患者及其家属看来，每个人都是唯一，健康弥足珍贵，生命只有一次。无疑都渴望医护人员有良好的医术和职业道德，重视自己的病情，尊重自己的感受，对医护人员报以治愈甚至挽救生命的殷切期望。

现在的医疗模式已发生了巨大变化。医疗工作已从传统的"以疾病为中心"，发展到现在"以患者为中心"的整体护理模式。

也就是说，患者来医院，已不仅仅是为解除身体上的病痛，也希望得到心理上的关爱和尊重。前者是医护人员基本的职责，后者是医护人员应有的医德。

来自网易新闻《硬核医生张文宏的暖人故事》：有对年逾古稀的老年夫妇坐了六七小时的长途车专门找到张文宏医生看病。张文宏发现老夫妇腿脚不便，听力也下降，身边没有其他亲人陪伴，便在处方单背面一笔一画写起来："1.先去挂号收费处缴费；2.去一楼抽血；3.下礼拜一再到一楼拿报告；4.下礼拜一拿到报告后，再到××号诊室给我看；5.不用再挂号！"写完又加一句："注意安全，希望你们早日康复！"目睹了全过程的学生当时就心生敬佩，相信他从张文宏医生这里学到的不仅是医术，更有医德。

被誉为"中国小儿外科之父"的中国工程院院士张金哲认为"行医，是爱的艺术"。"爱"，需要用能让患者感受到的方式表现出来，而不是只会看病的"冰冷机器"。检验化验、药房、收费挂号……无论在哪个岗位都可以用自己的行动和担当让患者感受到这种"爱"。

前　言

近些年医共体不断建设和完善，医疗资源下沉，这也要求各级医护人员不仅要做到医疗质量好，还要做到服务好、医德好，从而让人民群众满意。

所以，作为医务工作者，不仅要有高超的医术，还应有高尚的医德医风、优质的医务服务，处处体现出医者的温度、人性的关爱以及对生命的敬畏。这些对于患者身心健康、医患关系的和谐，甚至医疗卫生体系的建立，都将产生无可替代的积极影响。

党的二十大报告指出"深入贯彻以人民为中心的发展思想，在幼有所育、学有所教、劳有所得、病有所医、老有所养、住有所居、弱有所扶上持续用力……建成世界上规模最大的教育体系、社会保障体系、医疗卫生体系""推进健康中国建设……把保障人民健康放在优先发展的战略位置"。鼓励广大医务工作者凝心聚力，始终坚持人民至上、生命至上的理念，努力为人民提供更加贴心、高效、优质的医疗服务。

这些年，从祖国西北阿克苏到东北建三江，从北方内蒙古草原到南方海南岛，都留下了我给医院培训的足迹。不同的医院都告诉我相同的事情：很多不良的医患关系，患者的不满，往往都是从个别医护人员的一些不当行为开始，态度不好、表情冷漠、语言粗暴、举止失礼……有这些不当行为的医护人员所占比例很低，但带给患者的不良体验，影响却很大。

有鉴于此，我结合近 20 年的培训经验，根据医院的特点，对几大岗位的优质服务内容及问题都逐一做了介绍，也分享了大量实例。希望能为树立救死扶伤、患者至上、优质服务、文明行医的行业风尚尽一份力；更希望能为构建更加和谐的医患关系，为满足人民群众对医疗体系新成就的获得感、幸福感、安全感尽一份力。

在过去特殊的三年里，我们医务工作者舍小家顾大家，以超人般的毅力践行了医者的担当，为 14 亿人民铸就了最坚实的防火墙，成为新时代最可爱的人。借本书出版之际，谨向广大医务工作者致以崇高的敬意！

靳斓

2023 年 4 月

目 录

第一课
患者需要什么样的医务服务

THE
FIRST LESSON

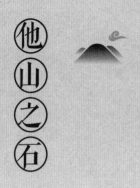

他山之石

据《华商报》报道：某医院接诊一位宫颈癌晚期的患者，就在手术结束输血的时候，错给 O 型血的患者，输入 200CC 的 AB 型血！这种情况容易产生溶血反应，抢救不及时就会有生命危险。

好在医院当天就发现问题，组织了 10 余名专家成立紧急救治组对患者展开急救，使患者脱离危险。在媒体面前，医院领导向患者及其家属郑重道歉，并承诺会做出相应的赔偿、承担患者以后的治疗费用。我们为医院在紧急时刻的救治措施及坦诚、担当的态度点赞。但医护人员的失误，给患者及家属带来的身心伤害，则永远无法弥补。

再看另一则报道：来自《人民日报》微信版的消息。重庆市渝北区康美街道某下水道疏通工地突发异常情况，造成 4 名工人沼气中毒、昏迷不醒。路过的女医生李容在 15 分钟时间里一刻不停地连救 3 人。在和其他市民一起将几位被救者送上救护车后，她才感觉到全身酸痛，"双臂根本抬不起来了"。救人视频被网友转发，最终被同事转到工作群里。看见同事们的留言，李容有些不好意思："看到了我当然会冲上去，这是作为医生的本能。"

医疗行为动辄人命关天。患者到底需要什么样的医务服务？这是我们需要思考的。

对于医疗本身来说，医患关系在一定程度上并不对等，患者对病症束手无策，医护人员处于绝对权威的地位。所以，各级医疗单位在积极营造温馨、安全、高效、舒适、优质就医环境的同时，应引导医务工作者用实际行动将人性化的优质服务理念融入日常医疗服务中，并提升服务意识和医务道德水平，规范医护人员态度、行为、用语等，提高服务质量，改善服务体验，推进服务优质化，体现对患者的关爱和尊重。

现代医学模式下的服务意识

来自《赣南日报》的报道：全国三八红旗集体——于都县妇幼保健院以服务对象为中心的理念成为职工日常行为的惯例和精神文化要求，全院推行"宾馆式服务"，开展"服务从问候开始""微笑服务"等一系列活动；开展"我是一名就诊对象"主题换位就医体验活动，努力做到"服务好、质量好、医德好"。患者李阿姨因子宫肌瘤前来妇科诊疗，肌瘤剔除术后的第一天下床活动，因正在输液，不方便打理长发，又无法出门理发，平添了烦恼。妇科主任孙艳得知后来到病房，拿着新剪刀，帮李阿姨把头发剪短了。患者刘阿姨术后不方便洗头发，总觉得头皮难受，浑身不得劲儿。责任护士肖慧琴了解情况后，下班时间端着一盆热水来到病房，帮刘阿姨洗头发……她们在各自岗位上，用行动、用热情诠释了医护人员的服务意识，告诉我们"医学是人学，医道重温度"。

我们知道，现代医学模式已从生物医学模式转换到生物—心理—社会医学模式，强调关心病人，注重技术和服务的共同提高。这就要求医护人员必须树立并培养良好的服务意识，以提供有细节、有温度的高品质医疗服务。

树立服务意识

来自《中国青年报》的消息：张效房教授是我国眼科学创始人之一，眼内异物研究的奠基人和眼外伤专业的学术带头人。退休后本可以安享晚年的张教授始终没有离开工作岗位。心中秉持"活着就要为国家做贡献"的理念，99 岁高龄时仍坚持每周一、三、五到《中华眼外伤职业眼病》杂志编辑部上班，周二坐诊，周四查房。每次坐诊对他来说都像一次大考：顾不上喝水，没时间上厕所，长时间保持着一种姿势，精力高度集中。许多慕名而来的患者都会特意挂他的号，而在面对一些没有挂上号的患者时，他总是像年轻医生一样加班加点，尽量满足患者的就诊需求。然而，这位看起来似乎是"铁打"的老专家，其实是一位做过十多次手术的癌症患者。几乎每个白天他都在门诊、查房和教学中度过，晚上回到家后继续修改论文。这种严谨治学的态度，服务患者、服务国家的无私奉献精神，令人高山仰止。

有些医护人员之所以不能让人民群众满意，并不一定是医疗技术的问题，而往往是缺乏服务患者的意识。甚至还有医护人员错误地认为"我们不是搞服务的""患者是在求我们看病"，造成了"只看病不看人、只治病不治人、只关心技术不关心患者的满意度，重技术轻服务"的不良现象。在诊疗过程中，忽略了患者这个主体、忽略了对患者的服务责任，从而造成医患之间人格的不平等，使患者产生距离感、生疏感和抵触情绪，最终影响医疗工作和人民群众对医疗体系新成就的获得感、幸福感和安全感。有了服务这个意识，才能真正做到心里装着患者，时时处处都在考虑怎样更好地治病救人。

来自《海峡网》的消息：浙江绍兴。神经外科医生赵明在饭店吃饭时，看到一名女子嘴唇、鼻子特别肥厚，额骨特别突出、手指特别粗大，觉得面容状态不对。"都不认识的，就这样去跟她讲的话，是很冒昧的一件事情。"但出于医生的职业本能，赵明还是过去提醒。在确认了女子有糖尿病及根据面容状态，判断可能患有垂体瘤，于是说"你可能脑子里面生了一个肿瘤。假如相信我的话呢，我就给你留下电话号码，你来医院找我，给你检查一下"。女子听到后，及时去医院检查并确诊垂体瘤。经过手术治疗情况已好转。该女子事后说："要不是他看到我，我还不知道（患肿瘤），他在救我的命。"这则新闻在网络上被网友纷纷点赞,"真的是医者仁心!"

中国特色社会主义进入了新时代。这也需要我们医护人员牢记服务宗旨,规范医疗行为,改善服务态度,提高医疗水平,提升服务质量,为深入贯彻以人民为中心的发展思想,在病有所医等方面建成世界上规模最大的医疗卫生体系而尽一份力。

树立服务意识,还必须树立责任意识、患者就是亲人朋友的意识。这是患者可以实实在在地感知到的医护人员的服务意识。有了责任意识,每一次的就诊、检验、护理,医护人员就会更加尽职尽心,最大限度地避免因主观失误给患者带来的伤害。同时,朋友亲人的意识,要求医护人员推己及人:如果患者是自己的亲人朋友,自己会如何对待,希望其他医护人员如何对待;患者都是血肉之躯,都有亲人朋友,他们的亲人朋友无疑都渴望能被尽心竭力地诊治、护理。

优质的心理服务

护士为一位血管非常难找的长者输液,好不容易才给他扎上针,输进液体,这时本应患者对护士说一声"谢谢",但这位护士却先道"大爷,谢谢您的配合"。后来几天,这位老人居然指定那位护士给自己输液,说这位护士人好,技术好。

我们说医护人员既要治病,还应暖心,提倡医护人员要有"五心"服务，即"用心、仁心、细心、耐心、同理心"。但个别医护人员服务意识淡薄，认为患者有病到医院是"求医"，对患者态度冷漠，甚至恶语伤人；有的缺乏责任心，造成误诊，酿成医疗事故；有的对患者绝对权威，在诊疗过程中凌驾于患者之上；还有的为了自己的研究课题，"只爱病不爱人"，只关心课题，不关心疾病，只想从患者身上收集自己需要的资料，缺乏对患者的关心和帮助。

患者到医院看病，情绪往往是低落和焦虑的。医护人员因其工作的特殊性，每天都要面对被病痛折磨得苦不堪言的患者和焦虑担忧的家属。因此医护人员应具有博大的胸怀，能够推己及人、换位思考，注重心理服务，通过自己的言行，将患者和家属低落甚至是消极的情绪转化为积极的态度（见图1-1）。

阳光的服务心态

来自南海网的消息：某医院的一位年轻医生在家中服下700粒毒性很大的强心药"地高辛"自杀。究其原因，是她负责的一名患儿在医疗期间死亡，虽然并非她的医疗过失，但患者家属到她的科室大闹、辱骂，并提出巨额索赔。她觉得受到莫大委屈，感到工作前途灰暗，产生了自杀的冲动。

积极心态像太阳，照到哪里哪里亮；消极心态像月亮，初一、十五才亮一亮。

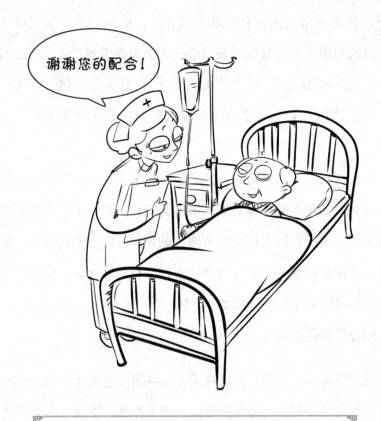

图1-1 医护人员应注意心理服务

拥有阳光的服务心态，当面对挫折、困难时，才会以更理性的方式，科学有效地处理应对；同时在医疗工作中，医疗技术、技巧才能发挥到位；也会使同事关系更加融洽、医患关系更加和谐。

很多人缺乏阳光心态，是因为总觉得压力大。而压力大，有时候是性格过于敏感、内心过度脆弱造成的。敏感的人通常会把不顺的事情都留在心里，或者把工作中的问题通过非正常工作渠道反馈处理。从而导致一些没有必要的困扰，陷入狭隘和复杂的境地，钻"牛角尖"，使整个人都变得消极。

自信一点、阳光一点，不应总有受害心态，也不要总把患者当成假想敌。虽然因病情的原因，患者相对更容易迁怒于他人，但矫情的、不讲道理的患者，毕竟是极少的，相信 99.9% 以上的患者都是理性且善意的。如果我们医护人员以敏感脆弱的心，带着抵触、怀疑的心理，动辄上纲上线，只会让我们自己更累，让医患关系更紧张。

和患者或其家属的交往、沟通中，试着多一点换位思考，多一点体谅、宽容，多一点尊重、礼让，努力营造和谐的医疗氛围和融洽的人际关系，增加职业幸福感。

另外，"既然你改变不了现状，那你就去学会适应现状"，而且有压力才有前进的动力。学会工作中控制情绪、工作外释放压力。不抱怨、不埋怨，既然选择了崇高的白衣天使这份职业，就尽心尽责，以主人翁的责任感乐在其中、享受工作。

如果心态不好，就容易发脾气、动作粗鲁；注意力不易集中，更容易操作失误。从而给医患关系蒙上阴影，埋下医疗纠纷的隐患。而抱有阳光的服务心态，相对更容易处于积极的情绪中，使人喜悦、生机勃勃、沉着、冷静，更容易营造和谐的医患关系，最大限度避免医疗纠纷。

站在患者角度来说，医护人员的阳光心态可能就是一句温暖的话语；是一种文雅、优美的姿态；是一个自然、亲切的表情；是一种体谅患者的豁达心态；是一个友善、亲切、健康向上的人文环境。使患者从就诊开始就建立良好的心态，在心理上得以平衡和稳定，从而产生信任效应，对患者身心健康起到非医药所能及的效果。

对医护人员来说，阳光心态能使我们面对压力、挫折时学会转换角度、改变态度；学会享受工作、苦中作乐，形成遇到问题时的冷静处事风格；学会感恩、懂得惜缘。从而提高心理应对能力，使压力得到缓解，减少差错事故的发生，更有效地提高医疗服务质量，提高患者的满意度。

医者仁心　讲究医务道德

韦加宁教授是世界上第一例同体断足移植手术成功的主要实施者，是我国第一例同体拇指移植手术成功的主刀人，被誉为"中国第一手"。

韦教授 40 多年来操作各种四肢再生手术 5 万多例。在手术中千方百计地恢复患者的手功能，他还自费买来钳子、橡皮筋、铝板和铁丝等，利用业余时间为患者制作各种各样的恢复支具。

"挽救一只手就能挽救一个家庭。"这是韦教授时常挂在嘴边的一句话。他以自己精湛的医术和高尚的医德赢得了赞誉和敬重。

唐代著名医学家孙思邈在《备急千金要方》序中说："人命至重，有贵千方。一方济之，德愈至此。"这种"大医精诚"的医德精神，自古以来便被"救死扶伤"的医者奉为圭臬。

不忘初心，砥砺前行，方得始终。

凡是真诚治病救人、在医学任何一个领域颇有建树的医务工作者，无疑都具有极强的道德良心感，用实际行动捍卫着对医疗事业的忠诚。而一个缺乏医务道德的医护人员，不可能成为关爱患者、建功立业的优秀医者。

热爱本职、恪尽职守

来自《人民日报》的消息：2003 年抗击"非典"中，钟南山不顾生命危险救治危重患者，奔赴一线开展医疗救治工作。一句"把最危重的病人送到我这儿"，令人感动；一句"'非典'并不可怕，可防可治"，让当时处于恐慌的人们安下心来。还倡导与国际卫生组织合作，主持制定我国"非典"等急性传染病诊治指南，为战胜"非典"疫情作出重要贡献。

2020 年再次临危受命，奔赴抗击新冠肺炎疫情第一线。提出存在"人传人"现象，应严格防控，并领导撰写新冠感染诊疗方案，推动了疫情防控、重症救治、科研攻关等，几十年来，钟南山恪尽职守，以自己的实际行动，践行着"大医精诚 护佑生命"的医者精神。

热爱本职工作是防病治病、救死扶伤的前提，也是对每位医护人员的基本要求。爱因斯坦说过："热爱是最好的老师，事业取得成功的钥匙是兴趣和热爱。"崇高的使命要求医护人员必须认真负责、一丝不苟、胆大谨慎、尽职尽责。2003 年我国发生"非典"疫情，广大医护人员响应党和政府的号召，义无反顾、夜以继日地抢救患者，战斗在防治"非典"第一线，有的医务工作者甚至献出了宝贵生命，展现出新时期医务工作者高尚的医德风范；2014 年，面对非洲的埃博拉疫情，我国"援非抗埃"医疗队，侠骨柔情里诠释着超越生死的医者大爱；2020 年开始的新冠肺炎疫情，我们医护人员又一次以铁人般的意志奋战三年，守护了 14 亿人民的生命健康。

尊重患者、一视同仁

尊重患者，就是要做到热情关心、服务周到、语言文明、态度和蔼。在和患者的交往中，充分尊重患者的人格和尊严，尽可能满足患者的合理要求和正当愿望，做到"急患者之所急、想患者之所想"。帮助患者恢复健康是医护人员义不容辞的职责，不论患者社会地位高低、容貌美丑、关系亲疏、经济状况好坏，必须一视同仁、平等对待。

公私分明、廉洁自重

公私分明，是每位医护人员应有的道德品质。医护人员担负着救死扶伤、治病救人的职责，必须明确患者的利益高于一切。应严格要求自己，保持清正廉洁，不可把职业变成谋取私利的筹码，"自重者人恒重之""莫伸手，伸手必被抓"。要求每位医务工作者提高医德修养，增强法治观念，自觉接受各界监督。

互学互尊、团结协作

互学互尊、团结协作是指在临床医疗护理过程中，医生、医技、护理之间，科室之间的团结协作，是对临床医疗、护理工作的客观要求。我国自古就有"医道互动"的优良传统。任何一位患者的救治，任何一项科研成果的取得，都是各部门、各科室和各专业人员共同努力的结果。医务工作者切忌互相猜测，甚至故意出难题刁难他人。应当相互尊重、团结协作、谦虚谨慎、取长补短、互相支持、友好竞争。

敏锐的观察和判断

医护人员应具有敏锐的观察能力，良好的思维及判断能力，还要善于从患者表情、言语和行为等方面，了解患者性格、爱好、习惯及心理需求，及时发现他们内心活动及病情变化的预兆等。在此基础上，结合自己的专业知识，预测这些现象的发展动向，予以对症而有效的治疗。

病情观察是临床工作中的一项重要内容，也是做好医护工作的先决条件。患者生命体征的改变、瞳孔和意识的改变、精神状态的好坏、排泄物是否异常，都为诊断、抢救、治疗、护理提供了可靠依据。

遵守工作规范和流程

据《南国早报》报道：患者刘先生在某医院接受全麻下右肾取石手术。不料手术期间，主刀医生将取石的创口开在了刘先生腰部左侧，弄错了手术部位。

院方对外通报称，该院泌尿科为患者刘某行右侧经皮肾碎石取石术时出现严重差错，医院对因手术差错给患者和家属造成的伤害表示遗憾和道歉。对此事件造成的损失予以补偿，并对手术主要责任人、该手术其他相关个人及所在科室进行处理。医院从即日起开展为期三个月的医院制度落实整治行动，查漏补缺，落实制度，杜绝类似情况发生。

我们再看一则报道。

据《华商报》报道：医院值班医生给剖宫手术切口疼痛的患者开了哌替啶100毫克肌肉注射的医嘱单，并给护士下了对另一位新出生呼吸急促的男婴继续严密观察的医嘱。值班护士没认真查对医嘱，错将100毫克哌替啶注射给了新生儿，致其死亡。让人痛心不已。

讲究医务道德，包括在医疗工作中严格遵守工作规范、工作流程的规定。努力将优质服务标准转变成流程步骤，以最大限度降低医疗服务失误率。遵守工作规范、工作流程，或许显得烦琐，有时好像不太方便，但可以最大限度减少医疗事故的发生。医疗无小事，如因一时不遵守操作规范或流程而引发问题，对医护人员来说只是一时为图省事，但对患者来说就是带来本不应有的痛苦，甚至付出生命的代价。

保护患者隐私

张金哲院士说："有的年轻医生为了方便主治医生给病人查体，在病房里连招呼都不打就去掀病人的被子，这让我看不惯。"

无论是《执业医师法》还是《护士管理办法》，都对患者的隐私保护有明确的规定。患者隐私包括：患者个人身体的秘密，主要指患者的生理特征、生理心理缺陷和特殊疾病，如奇特体征、性器官异常，患有性病、妇科病等"难言之隐"；患者的身世和历史秘密，主要指患者的家庭生活和社会关系秘密，包括夫妻生活关系、家庭伦理关系、亲属情感状态和其他各种社会关系；患者的性生活秘密，包括夫妻性生活、未婚先孕、堕胎、性功能缺陷等。

医护人员在医疗中有义务为其保守秘密，严格执行保护性医疗制度。未经患者本人或家属同意，不得私自向他人公开患者个人资料、病史、病程及诊疗过程资料；不拿患者隐私作为谈资；为患者处置时要拉帘或关闭治疗室的门且杜绝无关人员在场；对异性患者实施隐私处置时，应有家属或和患者同性别医护人员陪伴；进行暴露性治疗、护理、处置等操作时，应加以遮挡或避免无关人员探视；询问患者隐私时，态度严肃，不嬉笑、嘲弄；不探问和医疗无关的患者隐私；进其他诊室、治疗室先敲门；等等。

来自网易新闻：某医院 2 名护士在 1 年时间内借职务之便，分别违规向外提供 5000 多条和 7000 多条产妇个人信息。最终，包括 2 名护士在内的 6 名被告人，以侵犯公民个人信息罪，被分别判处六个月至三年两个月不等的刑罚并处两万元至九万元不等的罚金。

医者担当 积极工作态度

一位准妈妈在网上气愤留言：她去某医院做了几次产检后，就对该医院产生了疑虑，对于能否在这里生孩子也开始怀疑。她说，从没听到接待她的医生认真、耐心地回答过任何一个问题，给人唯一的感觉就是不耐烦。而且，在这位医生看来，患者的任何一个不舒服都是由怀孕引起的，也不愿解释，很多问题都直接回答："不清楚！"（见图 1-2）。

大多数患者对医院和医护人员是否满意，除了注重医生做出的诊断和治疗处置的优劣，还在于医护人员对待患者的态度怎样。一些患者对医护人员的不满，往往是因为医护人员不良态度传达出的一个眼神、一句话而引起。

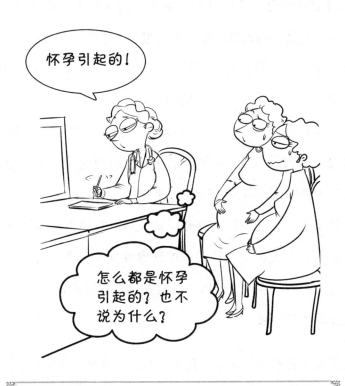

图1-2　医护人员应有良好的工作态度

谦虚礼貌的态度

医院是为患者提供治疗和护理的机构，服务质量的提高有利于和谐、融洽的医患关系的维护和促进。而医护人员讲究医务礼仪，在工作中保持礼貌的态度，是改善与患者关系的"润滑剂"。

语言是人们交流思想和感情的主要工具。日常工作中要有尊重他人的意识，养成使用文明用语的习惯，同患者对话时才会显得自然真诚。常言道："良言一句三冬暖，恶语伤人六月寒。"医护人员态度生硬、出口伤人，或不听患者诉说，自以为是，无形中会增加患者的压力和顾虑，甚至会导致患者丧失就医的信心。

患者来看病首先面对的就是医护人员，如果医护人员没有良好的工作态度，甚至把个人情绪强加到患者身上，再好的技术也无法收到良好的疗效，再好的就医环境也难以吸引患者。

关爱患者的态度

老张得了前列腺肥大症，尿急尿频，一夜要上好几次厕所。

来医院检查，医生说要先做一个"尿动力"——要大量喝水，尽可能多存尿在膀胱里。

第二天，老张早早就起来，按照医生的嘱咐喝了 2000 毫升水。到医院后，B 超医生简单地检查了一下，对老张说：尿量还不够，您再憋 10 分钟吧。老人已经憋得很难受了，但为了检查效果，还是说："行，行，我尽量坚持！"这时，B 超医生的手机响了，他拿起手机就出去了。

十几分钟过去了，老张已经憋得心慌意乱，可还是不见 B 超医生的影子，只好在老伴的搀扶下，在楼道里溜达，一会儿就满头大汗，脸上呈现出极其痛苦的表情。老人咬着牙看着手表：5 分钟，10 分钟，20 分钟……老张实在忍不住，竟尿到裤子里。不一会儿 B 超医生来了。"老人家，过来检查吧。"老张说："年轻人，在你成为一个好医生之前，首先应该学会尊重你的患者。"说完头也不回地走了。

患者处于生病状态时，忍受着生理和心理的折磨。这时最需要来自医护人员的真情关爱和心灵慰藉，以增强战胜病魔的信心和勇气。

关爱患者在态度上应有什么体现呢？医生检查中或护士操作中切忌一言不发。应该把自己要做什么、正在做什么、要求患者怎么配合，随时告诉患者。许多患者顾虑很多，特别是口腔科、五官科、妇科检查，有时患者自己看不到，非常希望医生把检查情况及时告知并解释。

应以良好的工作态度来规范自己的行为、以满腔热忱对待患者、用真情实感去关爱患者。当患者来就诊，应和患者有适当的眼神交流和基本的致意，如点头、微笑，态度和蔼，而不是全程板着脸，看都不看。

无论患者年龄、职业、文化程度、社会地位如何，大家在人格尊严上都是平等的，医护人员在治疗、护理中，在对待患者的态度上不应亲疏有别。询问病史或和患者交谈时，一视同仁、措辞得当、语气温和、诚恳有礼，使患者得到应有的尊重。尽量鼓励患者倾吐自己的真实感受，注意倾听，不要随意打断患者说话，不妄加评论，也不做任何暗示。

耐心解答患者及家属的提问，不要"横眉冷对"。即使认为患者的问题是多么"低级"，甚至怀疑是故意刁难，也应表现出应有的涵养和风度，礼貌地解释说明，以得到患者的理解和支持。对患者生活及护理上的正当要求尽量满足，使之安心治疗。

严谨的工作态度

国家最高科技奖得主吴孟超院士曾说："只要能拿得动手术刀，我就会站在手术台上。如果能倒在手术台上，那就是我最大的幸福。但是，如果真的有一天我不能保证完成手术的话，也决不再上手术台，我不能拿病人的生命逞自己之强。"大医精诚，这就是一代医学大家对严谨工作态度的最好诠释。

严谨的工作态度，是"悬壶济世，治病救人"的生动体现。既是医护人员内心信念和良知的具体表现，也是医护人员对患者和社会履行道德义务、具有高度责任感和强烈同情心的鲜明体现。

医疗工作是以防病治病、救死扶伤为核心的神圣职业。医疗工作的每一步都人命关天，更需要严谨的工作态度。对于医务工作者，不仅要有实行人道主义的思想，还要在具体工作中有严谨、科学的工作态度。

医护人员服务对象是人，职责是保护人们的健康、防病治病。一个人，他的生命是最宝贵的。医务工作者在工作中，若不是极为认真、兢兢业业地工作，就有可能不但减少不了患者的病痛，甚至增加他的痛苦；一旦工作中出了差错，患者的损失是无法弥补的。因而有必要坚持认真严谨的工作态度，就是实事求是、规规矩矩、踏踏实实的工作态度。

严谨的工作态度，体现在行为上，要求重视客观事实、遵守工作流程。因视工作流程、工作规范为儿戏而出错发生医疗事故，近些年媒体报道得太多了。

严谨的工作态度，体现在语言上则是说话不随意、不模棱两可。不是自己专业领域的问题、不清楚的问题，不能随口敷衍、应付。医生随便一句应付的话，会给患者及家属带来永远无法弥补的痛。

一位做鼻腔手术的患者，手术很成功，术后被护士推向病房。患者鼻腔里的支撑管要到病房才能卸下。刚走到楼道，家属发现患者表现出很憋气的样子，不知道怎么回事，家属就急忙拽住楼道里迎面走来的一位穿白大褂的医生："大夫，您看他怎么喘不过气来了？"那个医生应付了一句："没事儿！"谁知患者鼻腔里的支撑物这时已掉下来并堵住了气管，等护士从急诊科叫来医生，患者已经去世。

在患者和家属看来，医院里穿白大褂的都是医生，都是他们可信任的人。随便一句"没事儿"，就回应了他们的信任，导致一场本来成功的手术，最后以患者丧命而告终，令人唏嘘不已。

避免职业倦怠

职业倦怠，是一种由工作引发的心理枯竭现象，是工作压力之下身心俱疲的感觉。职业倦怠往往表现为没有工作热情、人际关系冷漠，对工作、对自己越来越低的满足感。

国外研究发现，医护人员是职业倦怠的高发人群。我国医患比重大大低于发达国家，医护人员工作量大，职业倦怠现象明显。

解决职业倦怠，医院需要做好行政后勤对于一线医疗工作的鼎力配合与支持，关心一线医护人员的心理健康，营造人性化的管理文化，尊重服务、成就医护人员，增强医护人员的职业自豪感、成就感。

最主要还是需要医护人员自身的努力。工作中遇到纠结、委屈，忍一时"海阔天空"，不要"一点火就着"。一味抱怨不能解决问题，而应及时调整心态、学会适应，换一种角度看问题。不管是患者的误解，还是同事间的小矛盾，不必过于计较，学会及时从记忆的"内存"中清空。既然选择了医疗行业，就必然要面对这个行业与生俱来的压力。

生活不是每个人、每件事都绝对公平公正，最后可能是"代数和"，而绝不只是"单项式"。

试着对让我们曾经头疼不已的压力心存感激。没有压力，就没有动力、没有成长，我们的生活也许会是另外一副模样。然后积极地投入变化和挑战之中，实现人生的最大价值。

医者温度　注重人文关怀

张金哲院士认为医生最大的医德，就是尽心尽力把患者的病治好。医生不管水平多高，永远是个服务者，既要从治疗方面为患者着想，也要从预后、经济承受能力等方面为患者考虑。张老以自己的行动，给医务工作者做出了最好榜样。

鉴于医疗工作的特殊性，及患者情况的复杂性，要求医护人员在工作中必须注重人文关怀。人文关怀是对人生存状况的关注和尊严的肯定，是医护人员对患者的理解和生命的敬畏。人文关怀不仅有利于提高医疗效果、提升患者的好感度，还可以最大限度地避免产生医患纠纷。

前几年发生的轰动全国的哈医大杀医案，经过调查，属于偶发的治疗案件而非医患纠纷。据新华社记者的报道，凶手在该院 2 年

6 次求医未治好病，长期经受着病痛与挫折。凶手认为"医生不了解他的辛苦""你瞅都不瞅一眼"，最终"一时冲动犯下大错"。根据报道来看，就医过程缺乏人文关怀也是一定的诱导因素。

近年来，多数医护人员过于依赖医疗技术和医疗设备，而淡化医患之间的人性化接触，对医学的人文特性逐渐忽视。常以看病代替对患者的关爱，使疾病带给患者的身心损害甚至人格尊严被习惯性地忽视。加上医护人员本身的高强度工作，不自觉地漠视了医患之间正常的、有温度的沟通。而在诊疗躯体的同时，这种漠视又不自觉地加重了患者的心理创伤，从而产生"高科技离临床医学越来越近，医护人员离患者越来越远"的不和谐现象。这已成为束缚医务服务质量提升的重要因素。

患者在希望医院医疗设备先进，医生有技术、有能力治好疾病的同时，也越来越希望医护人员能多一点人文关怀。注重人文关怀，意味着不只是治疗病痛，而是体现出让患者感知到在行为、语言上的尊重和关爱——让医学回归到人学，让医道变得更有温度。

语言礼貌，表达出同理心，杜绝质问、呵斥式、不耐烦的语言。同时，注意语言的灵活性，这也是人文关怀的体现。

例如，当患者向医护人员提出要求时，即使这些要求经过努力仍无法满足，医护人员也要注意语言的灵活表达，不宜随便使用"不行""没有办法"等这类生硬的、直接拒绝的话，而应说"我会尽量想办法"等，即使到最后确实没有办法，也应让患者感觉已经尽力。

再如，当患者情绪暴躁时，医护人员要先安抚患者，使其保持冷静："您先别生气，我相信会有好的解决方法的。""生气不利于你身体的康复！"……待患者心平气和后，再讨论问题所在，分析患者生气的原因，解释并消除其中的误会，并采取有效措施，在不违反原则的前提下，尽量使患者满意。

老张肺癌中期。入院后第 4 天上午 10：00，他怒气冲冲地走到护士站，质问："你们到底还看不看病？做不做治疗？我的病到底还治不治？"

值班护士小黄赶紧起身安慰老人："张叔您先别急！赵医生给您看了病后，正在和上级医生商量适合您的化疗方案……"

老张听后怒气渐消，说："我得的是癌，心里急呀！"

小黄马上说："张叔，我能理解。您先回去，我这就去帮您看看医嘱，尽快给您用药！"

于是，老张心情恢复平静，回到病房。

行为上的关怀，包括患者就医或术前紧张时，进行适当疏导和抚慰；当患者表现出痛苦或情绪低落时，进行语言安慰和鼓励，尽可能替患者考虑、为患者方便着想，不推托，说话注意语气；诊疗室内低温时，将听诊器等金属器具焐热后再接触患者身体；适当倾听患者倾诉及给予眼神上的必要关注；患者出现尴尬时不嘲笑、不埋怨；注意保护患者的隐私；医护人员举止上的关照，如巡视病房时的"四轻"（说话轻、走路轻、操作轻、开关门轻）；出院时注意事项的叮嘱和祝福等。

人文关怀，还应从预后方面替患者考虑，做好用药、康复建议，定期复查建议，而不是门诊结束或出院，就一切结束。另外，不管是用药、手术还是使用医疗器械方面，都应善意、适当地考虑到患者的经济承受能力，避免让患者在无法承受的高额医疗费用面前，消极地放弃治疗。

小提示大道理

以患者为中心，加强人性化医患关系管理，从一声问候、一个微笑、一个关注的眼神开始，改变从现在开始，现在从改变开始。

第二课

优质医务形象礼仪

THE
SECOND LESSON

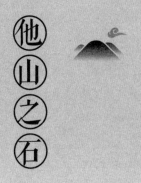
他山之石

　　小孙觉得，这是她上班两年多来受到的最大委屈。

　　这天早上，正要给一位小朋友输液，孩子的奶奶非常不客气地阻止她操作，直言要一位"真正的护士"。

　　虽然小孙耐心地解释，她是正规护士学校毕业，工作已经两年多，扎针输液非常有经验。但老人盯着她斑斓的美甲和长长的睫毛，仍生气地坚持自己的意见。

　　护士长听到争执，赶紧过来做了处理。老人在护士长面前嘀咕：你瞧瞧她的指甲，还有那长长的睫毛，对了，还有那黄头发，怎么像护士！

　　小孙委屈地辩解：这不刚过年嘛，好几百元钱做的头发和美甲，人家还没舍得洗掉……

　　爱美是人之常情。但在工作岗位上，特别是直接面对患者的医护岗位，应该体现出严谨、简约、大方的形象，而非浓妆艳抹、过度妆饰。

医务形象，就是患者一眼可以看到的、外在的形象，包括个人仪容、工作表情、着装等。形象要走在能力的前面，不然你的能力很容易被低估。

提倡、要求和规范医务形象，绝不是给忙碌的医疗工作添乱，而是希望大家以严谨专业的形象出现在岗位上，对医疗工作多一份敬畏。同时告诉自己：我现在在岗位上了，不是居家也不是休闲，要以专业严谨的状态投入工作中。

头发和面容礼仪

发型简单大方。头发应经常清洗、适时梳理，保持头发的干净、卫生，不油腻，没有明显的头皮屑，无异味。

男士鬓角的头发不过耳部，前额不触及眉毛、脑后不触及衣领。不烫怪异发型、不染发（白发染黑除外）。

女士不染艳色、怪异发色、不挑染。戴护士帽时，把头发盘于脑后并用发网束好罩住。不用色泽鲜艳的发饰。留刘海儿时，长度不遮眼。手术室女医护人员，头发必须全部包进帽子里。

注意面部清洁和适当修饰。健康、积极、自然、明快的妆容，女士贴近生活的淡妆，给患者以美的感受，增进与患者的亲近感、信任感。

不修边幅或浓妆艳抹，给患者留下的只能是不良印象，也影响所在医疗单位的社会形象。

男医护人员，每天剃净胡须（特殊宗教信仰除外）；鼻毛及时修剪，避免长出鼻孔外。不用香水。

女医护人员可以淡妆上岗。不应浓妆艳抹，不用气味浓烈的化妆品及假睫毛。不用香水。手术室女医护人员可以不化妆。

女护士可以根据自身条件，适当画眉、画眼线，但不能把眉画得跟"蜡笔小新"眉毛似的夸张；也不能把眼线画得眼尾部挑起太多，那样的画法看起来显得缺乏亲和力。眼线是小眼睛女士的救星，一般选黑色或深咖啡色眼线液、眼线笔或眼线膏。上眼线要紧贴睫毛根部画；而下眼线从眼尾往内画，约 1/3 长度即可。可以不抹口红，使用变色润唇膏，因为护士在岗位大多时间需戴口罩。而部分不需戴口罩的护理岗可以适度用口红。

个人卫生礼仪

良好的个人卫生是医护人员积极的精神面貌的表现。

注意清洁卫生

做到身体清洁，要"三勤"：勤洗澡、勤换衣裤、勤漱口。需要注意牙齿清洁，养成饭后漱口、照镜子的习惯，确保牙齿上、齿缝间没有异物。

必须经常修剪和洗刷指甲，保持指甲的清洁。不留长指甲，不做美甲，不涂有色指甲油。男士的指甲长度，从手心方向看，以看不到指甲为宜；女士的指甲长度，从手心方向看，长度在四毫米以内为宜。儿科医护人员应将指甲修得再短一点以免划伤婴幼儿。不和药品或患者打交道的医院其他工作人员，可以涂透明、淡雅或和肤色接近的指甲油，但不应再做其他修饰。

注意修剪脚指甲，保持脚指甲长度适中、干净。女医护人员脚指甲不宜涂抹彩色指甲油。

清洁卫生，还包括着装。出现在医院的岗位上，着装保持清洁是必需的要求。表面能看到的部分，外套及里面搭配的服装都是如此。清洁不仅包括干净，还包括整洁，最好能保持服装的板型，而不是皱巴巴的。

不要有异味

在医疗工作中，医护人员应是健康、有朝气的形象，当然不能有异味。

要避免口腔异味，就必须注意口腔的清洁，正所谓"有口气处处受气"。口腔异味如果不是口腔卫生问题，就应该及时去检查了。工作时间，上班前应避免吃生葱、生蒜、韭菜等带有强烈刺激气味的食物。如果不小心吃了，用喷口腔清新剂、嚼茶叶、嚼口香糖等方式救急，去除一些口腔异味。

在感知到要有身体"尾气"排出时，尽可能离开人群解决。觉察到同事或患者排出的"尾气"，最礼貌的方式是当作什么都没发生。实在不行，不露声色地暂时离开也是很好的办法。但是对于一些患者，手术后还得期待患者的一个"排气"，这时候医护人员听到，反而应该和患者一样，表达出高兴和祝贺。

有脚气的人，脚部容易产生难闻气味，尤其在夏天。即使在办公室，也尽可能避免脱鞋，这是公德问题。另外，平时应经常清洗鞋袜、晾晒。

再次强调，医务工作者，岗位中不宜使用香水，毕竟在医院这样的环境中，不是每位患者都喜欢香水味，甚至有的患者还会对香水气味过敏。

微笑服务礼仪

李医生参加工作10多年，虽然资历不是最深，却是科室最受患者欢迎的医生。很多患者都是慕名而来，宁愿花1个小时排队，也要请李医生看病。用患者的话来说："李医生很亲切、和蔼，从他关注的眼神里就知道，他很重视你的病情。这样的好医生，我们当然相信他。"

正如患者所说，李医生10多年来每天都以亲切、和蔼的面孔迎接每一位患者。让患者的心里感受到温暖，患者才会接受、更加信任医护人员。

传播学认为，在人们接收的来自他人的信息中，55% 以上来自无声的语言，在这 55% 中，又有 70% 以上来自表情。可见，表情对人们交流和沟通的影响无疑是巨大的。在医院这样的特殊环境里，在患者看来，医护人员的表情往往就是工作态度。

微笑训练

医护人员在岗位上适当的微笑，是优质服务和亲和力的体现。受欢迎的微笑可以练出来。

微笑的时候，先放松面部肌肉，然后使嘴角微微向上翘起，让嘴唇略呈弧形。微笑必须注意整体配合。虽然是简单的表情，但要成功运用，除注意口形外，还要注意面部其他部位的配合。微笑的时候，目光要柔和发亮，双眼带笑（眯起）；眉头自然舒展，眉心微微向上扬起。

有效的训练方法有很多，下面介绍几种。

对镜子摆好姿势，像婴儿咿呀学语那样，说出英文字母"E""G"的发音，让嘴的两端朝后缩，微张双唇。轻轻浅笑，减弱发音的程度，这时可感觉到颧骨被拉向斜后上方。相同的动作反复几次，直到感觉自然为止。

把手举到脸前，手按住嘴角向外做"拉"的动作，想一些开心的事情，一边想象笑的形象，一边使嘴笑起来。

把手指放在嘴角并向脸的上方轻轻上提，一边上提，笑肌自然隆起，笑意也自然而来。

笑久了脸部肌肉会感觉僵硬。可以鼓小半口气，眼睛和气一起顺时针、逆时针地转，练习眼睛、嘴部和面部的灵活性，反复练习几次，习惯了保持微笑，自然面部肌肉就不僵硬了。

微笑要求

要想塑造出受患者欢迎的笑容，应是发自内心的、真诚的笑意。也应加强微笑修养，注意微笑的"三要""三不要"和"六个一样"。

微笑的"三要"：

一要口、眼、鼻、眉、肌结合。发自内心的微笑，会自然调动五官：眼睛略眯起、有神，眉毛上扬并稍弯，鼻翼张开，脸肌收拢，眼角呈现鱼尾纹，嘴角上翘。唇不露齿式或微露齿式的微笑，是我们东方人的微笑特点。如"八颗牙微笑"，笑容相对有点大，不一定适合医护人员。

二要神情结合，显出气质。笑的时候要精神饱满、彬彬有礼，笑得亲切、甜美。微笑在于它是含笑于面部，"含"给人以回味、深刻，有如蒙娜丽莎微笑般的韵味。正常的工作交往尤其在和患者交往中，咧嘴大笑在多数场景中都会影响医者的形象。

三要声情配合，相辅相成。微笑和语言美往往是孪生姐妹，甜美的微笑伴以礼貌的语言，二者交相辉映。脸上微笑，却出言不逊，微笑就失去了意义；而语言文明礼貌，却面无表情，会让人怀疑你的诚意。只有声情配合的微笑，才能起到"锦上添花"的效果。

微笑的"三不要"：不要强装笑脸；不要露出笑容随即收起；不要把微笑只留给领导、同事、熟悉的患者等少数人。

另外，微笑服务还要做到"六个一样"：领导在不在场一样；本地和外地患者一样；患者身份高低一样；认识、不认识的患者一样；大人、小孩一样；主观心境好坏一样（见图 2-1）。

微笑要适度

小李在经过某礼仪培训的第二天，满怀信心地站到导医台岗位上。根据昨天礼仪老师教给的微笑训练法，她保持了规范的"八颗牙微笑"。

这时一位老人表情痛苦地朝导医台走来，焦急地询问小李，他心口疼，该去哪里看。小李一边保持"八颗牙微笑"，一边不紧不慢地告诉老人应该先去窗口挂心血管科的号，然后再去前面坐直梯到三楼……

老人一下子火了，我这么难受，你却站在那里一直龇着牙笑我！随即向医院投诉了小李。

提倡医护人员微笑服务，但绝不能过于教条，而不分场景、情况都千篇一律地"笑"。在医疗工作中，有些情况下的微笑，甚至可能招致患者的反感。

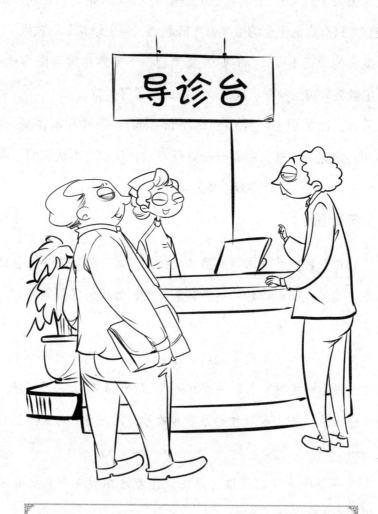

图 2-1 服务患者要做到"六个一样"

在一些特殊岗位，如抢救室、手术室，患者产生尴尬状况时，或看到患者表现出痛苦的状态时，无论是询问、解答还是在护理抑或是接诊中，此时都不宜有多余的笑。而是表达出共情，即你的痛苦我知道，我马上为您解除痛苦……然后保持全神贯注地进行接诊问询或护理。

一般认为，在以下情况微笑是受欢迎的表现：窗口岗位受理服务时；医生在回答患者疑问时；医生讲解患者病情时；患者因为手术感到紧张时；医生在给患者做检查时；护士在给患者打针、输液时；医护间相互打招呼时；等等。

可以说，恰当的微笑是医护人员的医德素养之一。患者及其家属首先是看医护人员的面孔、表情和态度。假如医护人员面带微笑、态度真诚，就能减少摩擦、感动患者，化解矛盾。试想，有哪个患者或家属喜欢看到一副"苦瓜脸""驴脸"的医护人员呢？

注意眼神关注

很多患者都有这样的体会：排队几小时终于见到医生，然后短短几分钟的问诊，可能医生连看都不看你一眼。这种情况下，对患者来说，往往既不满医生对自己的冷漠，又会有自己的病症是否被准确诊断的担心。

事实上，医护人员的工作强度都很大，尤其是医生，真是分秒必争，为了多看患者尽量少喝水，以减少上洗手间的次数。即便如此，从患者角度来说，还是希望自己的病情能被重视、关注，具体来说，希望就诊时能有一些眼神上的关注，而不是全程被无视。

注视的方法

眼睛是"心灵的窗口"。对每个人来说，眼神能够最明显、自然、准确地展示自身的心理活动。学会用眼睛说话，无疑会使你成为更受欢迎的医者。

一般和对方目光接触的时间，是和对方相处的总时间的1/3，每次看他人的眼神持续3秒左右，这样会让对方感觉比较自然。和患者及家属交谈的过程中，医护人员应经常保持目光交流，长时间回避目光或左顾右盼甚至看都不看，在别人看来就是"心里有鬼"，或是对患者及病情不在意、不上心的表现。但如果注视的时间过长，可能又会让患者心里发怵，尤其是对异性患者，甚至会让人怀疑你是对疾病感兴趣，还是对患者这个人感兴趣。

当患者说错话或拘谨时，不应正视对方，免得被误认为是讽刺和嘲笑。

在向患者及家属问候、致意、道别时，都应面带微笑，用柔和的目光注视对方，以示礼貌。

运用目光的时候，要做到把目光柔和地"照"在患者及其家属的脸上，而不是单单盯视眼睛，否则会增加患者的不适或恐惧感。

熟悉的患者，对他们可以多一些眼神关注，可以看眼鼻三角区域。检查具体病症时除了看患病区，也可以不时地关注患者的眼睛，以示重视和关切。

注视的禁忌

除非是出于诊断病情的需要，否则不要注视患者头顶、胸部、腹部、臀部、大腿、脚部及手部等"禁区"，不然会引起对方的反感。

不要上下左右反复打量，或用斜视、眼角余光的方式看人，这些注视方式让人不舒服（见图2-2）。

眼皮眨动一般每分钟5~8次，过快表示思维活跃或在思索，过慢就表示轻蔑、厌恶等，有时候眨眼也可以表示调皮或不解。如果对方眼球反复转动，往往表示在思考。而"挤眉弄眼"就是表示在向人暗示。所以不但要观察他人的眼神，更要把握好自己的眼神。

从注视的角度来说，提倡平视（在注视他人时，身体和对方处于相同高度），以示双方的平等和自己谦和的态度。比如可以蹲下身体和小病患沟通，这样更能获得孩子的好感。

医务着装规范

得体的着装，不仅是个人素质、修养和品位的体现，还表示医护人员对职业的重视、对患者的尊重，也是医院形象和医院文化的一种体现。

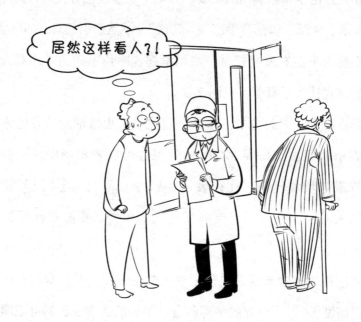

图 2-2　眼神多些关注少点禁忌

工作服穿着要求

穿上醒目的工作服不仅是对患者的尊重，还便于患者识别。同时，也使穿着者有一种职业的荣誉感、责任感和使命感。

我们医护人员的工作服是既有款式，所以在穿着要求上，提供四点参考。

整齐。合身的工作服，领围以能插入一指大小为宜；上衣的胸围、腰围及裤、裙的臀围以穿一套羊毛内衣裤的松紧为宜；内衣不能外露，不穿能透过外衣明显看出颜色和轮廓的内衣；外衣不掉扣、漏扣；袖扣、领扣、衣扣都要扣好。

清洁。清洁是基本要求，不清洁的工作服不应该穿上工作岗位。确保衣裤没有污垢、血渍、异味；领口和袖口尤其要保持干净，同时注意兜口清洁。

挺括。西装或工作服还要求衣裤不起皱，穿前要熨平，穿后挂好，而医护者要做到白衣、护士服平整。这样不仅美观，还能够衬托出医者良好的风度和气质。

规范。工作服无论是护士服还是医生工作服，都要按既有样式穿着，不要别出心裁，自己随意搭配甚至"再加工"，也不要任意卷挽袖口、裤腿。比如，医生工作服该系的扣子都应系上，这样既美观又便于工作，而不是把白衣当成披风穿。

医生医技及窗口

医生医技及窗口岗位，包括放射、化验、药剂、挂号收费等，在工作时间都应穿着工作服。

身份牌端正地佩戴在左胸上方的位置。对于特殊科室如核磁，若身份牌上有金属物品而无法戴，可以将姓名、工号绣到衣服的左胸上方原本戴身份牌的位置。

有些特殊岗位，如手术室、传染科、特殊科室的医护人员，包括中药房，为了无菌的技术操作和保护性隔离的需要，工作时会戴圆筒帽。戴圆筒帽前，将头发全部放进圆筒帽内，前达眉睫、后遮发际、侧不盖耳，缝口放到后面。凡戴圆筒帽的岗位，头发都应这样处理。

戴口罩应完全遮盖口鼻，遮至鼻翼上 1 寸，四周无空隙。吸气时以口罩内形成负压为适宜松紧，达到有效防护。无菌操作、防护传染病或医院规定的其他时间或场合必须戴口罩，戴的位置应高低松紧适宜。

秋冬季节，男士可以内穿衬衫、系领带，"V"领毛衣等；病房医生白衣里面应按科室类别穿着统一设计的医生内穿衣。

为了白衣的穿着美感，白衣内不应穿帽衫。

无论什么季节，白衣的衣扣都应该扣上。

护理岗位着装

从着装规范的角度来讲，护士岗位包括导医导诊。设有服务中心的医院，服务中心的导医导诊如没有特别的着装要求，那么其着装要求和护理岗一样。

工作时头戴燕式帽，燕式帽是护士职业的标志，端庄大方，衬托出护士善良圣洁、充满自信的形象。保持燕式帽的洁白、挺括、无皱褶。戴帽时先整理头发，长发用发网网好卡住，不宜梳得过高，发髻高度一般以不过耳为宜。耳边头发一律梳理到耳后，需要时可用小发卡固定。发不垂肩，帽冠的底边应距离前额发际2~5厘米。用发夹将头发在帽后方固定，帽翼两侧禁用发夹，以保持两翼外展似"燕子飞翔"的形象。

护士服的袖扣要扣好，使自己的内穿衣的袖口不外露，也避免影响护理操作。腰带整理平整并扣好扣子。

女护理人员穿的护士鞋，统一为白色软底护士鞋，应保持鞋的干净、洁白，无明显破损。

导医身披绶带时，注意绶带的清洁、无皱褶，左肩式、右肩式披戴都可以，但以右肩式居多。

其他要求

现在不少医院如妇幼保健院的护士不戴护士帽，以免让孩子看到戴护士帽的就害怕。如不戴护士帽，长发也必须盘起戴发花，将头发网住；两侧的碎发可以用发卡卡住或用发胶固定，避免散落。

禁止穿医务白衣或护士服出入食堂。

鉴于医护人员的职业特点，会接触各类患者。饰物会妨碍工作，也是医院内交叉感染的媒介，还容易划伤患者、划破手套、脱落污染，同时还不便于手的清洁消毒。所以医护人员在工作场合不戴手部饰品（戒指、指环、手链、手镯）及耳部饰品（耳坠、耳环、耳包）；手术室的医护岗位，不戴任何首饰。

工作期间，不穿医用防护鞋之外的拖鞋或类似拖鞋的凉鞋（手术室里穿的拖鞋除外）。

穿西装时，不穿运动鞋。

上班时间不穿长靴。

医生、医技穿深色鞋时，宜穿深色袜。

男医生、医技穿正装时（衬衫+西裤+深色皮鞋）应配深色袜子。

女医生、医技可以根据服装款式搭配相应袜子，如裤装配短靴可以穿棉袜，裤装配船鞋可穿咖色、灰色、肉色丝袜。裙装配不露袜口的连裤袜，以肉色为宜，也可选灰、咖等颜色。

另外，上班期间不暴露文身及皮肤粘贴彩绘；除工作需要和眼疾等特殊情况外，不戴有色眼镜；工作场所不能有披衣、敞怀、挽袖、卷裤腿、光脚穿鞋等有损医者形象的行为。

小提示大道理

医护人员的个人仪容及着装形象，基本要求就是美观、整洁、卫生、简单、得体，符合医护人员岗位专业、严谨、干练的职业形象要求。

第三课

优质医务举止礼仪

THE
THIRD LESSON

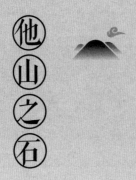

他山之石

　　小吴刚刚获得省第一届"南丁格尔杯"服务规范比赛的第一名，为医院争得了荣誉。能获得这个荣誉，其实是小吴所在医院的规范管理，以及她自己平时的积累，水到渠成的结果。

　　小吴所在的医院，非常重视医护人员的服务规范教育，除定期进行培训外，从穿衣打扮到工作仪态，都制定了相应的礼仪规范。而小吴在工作中更是精益求精、严于律己。

　　毫无疑问，这家医院的服务质量在社会上有口皆碑。就过医的外籍患者也由衷地说：这家医院的服务可以和世界上一流的医院相媲美。

　　医护人员得体的工作举止，对于提升医务服务形象、提高患者满意度都非常重要。

医护人员是健康的"保护者"、生命的"守护神"，其行为举止对患者及家属的心理有着极其重要的影响。而且，患者及家属对医护人员最初的评价，也往往基于其装束和举止。

医务工作仪态要求

医护人员在医院工作各场景中，一般情况下，基本工作仪态应做到：优雅大方、得体规范、方便服务患者。

优雅大方

医护人员被人们敬称为"白衣天使"。这就要求医护人员在仪态上务必优雅大方、专业自信，不要畏畏缩缩、羞羞怯怯。树立全心全意服务于患者的意识和优质服务的工作形象，也要从工作仪态上表现出来。比如，女护士无论是站、走还是坐，都要体现女性的优雅、柔和之美。坐姿表现优雅而不失礼，特别是夏天穿裙子时。

得体规范

既然是服务岗位，就要讲究规范。只有规范的服务，有章可循、有据可依，才能便于管理、监督。另外，医护人员的举止还要得体、有分寸。比如，进出病房和护理操作的时候，规范和得体就显得非常重要。规范得体，并非无源之水、无本之木，而是来源于实践、提炼于实践，"礼出于俗、俗化为礼"，所以总体上必然得体地体现出自然亲切之美，而非做作之态。我在医务礼仪培训中发现，有些护士站立时手的摆放，就像肚子疼而捂着那样不自然。

方便服务患者

无论是优雅大方还是得体规范，都必须围绕服务患者这一基本点。也就是说，不利于服务患者的仪态，即使再优雅，也是"海市蜃楼"，纯粹是花瓶摆设；不利于服务患者的仪态，即使再规范，也是生搬硬套，让人看着别扭。就像医护人员的走姿，不管具体场景而只"一刀切"地要求优雅大方，有时候就会适得其反了。比如，在急诊室，医生、护士面对送来急救的患者，分秒必争的情况下还做到"规范"的"优雅大方"、不急不慢、面含微笑地走过来，这时候的患者家属对医护人员可能就不仅仅是不满了。

向患者致意礼节

所谓致意礼，在医院环境中就是见面时向患者、患者家属及其他人表达问候、友好与尊重的举止。我们介绍几种医务工作者常用的致意礼节。

点头致意礼节

又叫额首礼。行点头礼，头部向下轻轻一点，同时面带笑容问候对方。不要反复点头不止，点头的幅度也不必过大。适合医务各岗位人员向患者的致意或同事间一天多次见面时的致意。一线的导医导诊，同时接待多位患者及家属时，可以点头致意，而不必次次都用鞠躬礼。

欠身致意礼节

坐姿状态时，身体稍前倾或臀部稍稍离座，目光注视对方，同时问候。主要适用于医生岗位在患者不多且是接诊年长患者时行的一种礼节。

鞠躬致意礼节

行鞠躬礼时应呈立正状态，面含微笑，眼睛注视受礼者，问候并上身前倾。前倾时眼睛跟着往下，看自己的脚前方约1.5米处。男士双手贴放在身体两侧裤线处，女士双手下垂搭放在腹前。下弯的幅度越大，所表示的敬重程度就越大。行鞠躬礼主要是护士岗位，鞠躬15°或者30°就可以了。遗体告别时的鞠躬度数一般应是45°甚至90°。

鞠躬忌讳：只低头、起身后不看对方、向上翻眼睛，头部左右晃动、眼睛盯着患者、双腿没有并齐、猫腰驼背。

握手礼节

握手礼，主要是行政后勤岗位或医护人员对外交往中使用，医疗服务中一般不用握手礼。

谁先伸手？遵循"尊者先伸手"的原则。工作场合，职务、身份高的人先伸手。

工作接待时，当来宾抵达，应由主人先伸出手来和来宾相握；而在来宾告辞时，则由来宾先伸手来与主人相握。前者表示"欢迎"，后者表示"再见"。

握手时，眼睛注视对方并微笑致意，这时不要看向第三者，否则显得心不在焉、目中无人。

一般不必用双手和他人相握，老朋友之间或极受你尊敬的人除外。握手的时间一般控制在 3~5 秒。想要表示自己的真诚和热情，也可以较长时间握手，可以适当上下晃动几下，但不能握住不放。以湿手相握是不礼貌的，如手上有汗或有水，可以在衣袋里准备上手帕，提前擦拭，应急时也可以用整理衣服的动作，把手上的汗或水拭干。

人数较多时，可以只和相近的几个人握手，然后向稍远的其他人点头示意，或鞠躬致意。

不要戴着手套或墨镜和人握手。

握手时，不要上下左右抖个没完。

正常情况下，不要用左手相握，有些宗教信仰者认为左手不洁。握手时，不要将另外一只手插在衣袋里或放在背后。

握手时，不要面无表情、不置一词，或长篇大论、点头哈腰，过分客套。

工作站姿有讲究

正确、规范、得体的站姿可以使人不易疲劳，并且展现出仪态美、职业美。

站姿基本要求

工作岗位上的站姿，要求挺拔、舒展、线条优美、精神焕发，站出自己的精气神来。

正面看：头正、肩平、身直。目光平视，两肩平齐，两臂自然下垂，两脚跟并拢，两脚呈"V"字状分开，脚尖张开约60°，身体重心落于两腿中间。女士也可以用"丁"字步站姿。站立时间较长时，可以一腿支撑，另一腿稍放松。

侧面看：目光平视，下颌微收，挺胸收腹立腰，背部舒展挺直，中指贴于裤缝，整个身体庄重挺拔。这种情况下，让人看起来稳重、大方、挺拔。

男性：体现刚健、潇洒、英武的风采，给人"劲"的壮美感。双手自然叠放于腹前，或者自然垂放于身体两侧。双脚稍微分开，与肩同宽。

女性：表现女性轻盈、典雅、娴静的韵味，给人一种"静"的优美感。双手相握、自然叠放于小腹前。两脚尖可以稍许张开。

练习站姿的要领是：平、直、高。

平：头平正、双肩一样高低、双目平视，面含微笑，最好经常通过镜子来观察、纠正和掌握。

直：腰直、腿直。后脑勺、背、臀、小腿、脚后跟这五点成一条直线。训练时靠门或墙壁站立，后脑勺靠墙，下巴会自然微收；腿、膝尽可能绷直，往墙壁贴靠；脚后跟顶住墙，把手塞到腰和墙之间，刚好能塞进去就可以了；如果空间太大，可把手一直放在背后，弯下腿，慢慢蹲下去，蹲到一半时，多余的空间就会消失，然后再站直，体会正确站立的感觉。

高：重心上拔。感觉像有人抓着头发向上拉一样，会感觉瞬间增高两三厘米。练习方法是挺胸收腹，梗着脖子。可以顶着书练习站立，也可以在墙上合适的高度吊一个物体，每当挺直上拔的时候，头顶刚好能触碰到这个物体。

工作站姿变化

因工作岗位和场合的不同，标准站姿有两种变化。

服务时的站姿。为患者提供服务时的站姿，如有些医院的药房等，或者站着和患者及其家属交谈时。要求头部微微侧向患者，面带微笑。手里可以拿着物品，不拿物品时双手自然下垂，或双手叠放在身体前面。收腹、挺胸、立腰、抬头、收下巴。女士可以双脚一前一后站成"丁"字步：支撑脚脚尖向前，另一只脚的脚弓处贴着支撑脚的后跟，脚尖向外展开30°或45°，形成倒"丁"字形。脚尖向外展开的度数也可以小一点，形成优美的小"丁"字步。而男士站成"V"字步或两脚稍分开就可以了。

导医导诊站姿。鉴于导医导诊的工作性质，在岗位上是站姿与走姿服务。而长时间用标准站姿难免会疲惫。所以可以适当调整站姿，稍作休息，也不会影响到服务形象。具体做法如下：

手脚适当放松，不必始终保持高度紧张的状态。

可以以一条腿为重心，将另外一条腿向外侧稍稍伸出一点。

身前有服务台时，可以双手指尖朝前，轻轻地扶在身前的服务台的边缘。两膝要尽量伸直，不要弯曲。

肩、臂自然放松，挺直脊背。

工作站姿禁忌

在工作岗位，无论是姿态不雅，还是缺乏敬人之意的站姿，都是禁忌的：

垂头而站；

含胸而站；

屈腿而站；

双腿大叉而站；

耸肩、驼背而站；

趴伏倚靠而站（见图3-1）；

浑身乱动而站；

踩踏物品而站；

勾肩搭背而站；

双手平端或抱在胸前而站……

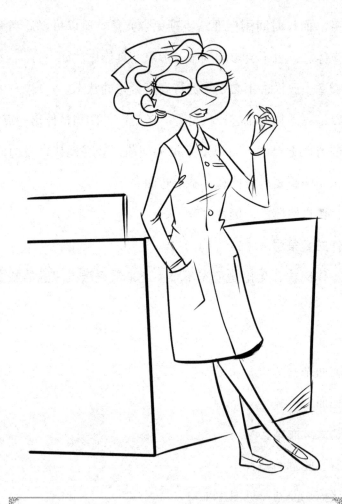

图 3-1　工作中禁忌的站姿

出现这些情况，往往是平时对自己要求不严、行为过于随意而形成的不良习惯。只要不断提高服务意识和坚持仪态训练，都可以修正。

医护人员走姿规范

实习护士小丽今天穿了一双非常漂亮的新皮鞋。穿上漂亮皮鞋，小丽心情也变得特别好。同时护士站也一连 3 次接到患者的投诉，内容都是一样：投诉小丽走路声音太大，再加上她走路有拖、踏地的习惯，影响患者休息。而小丽辩解说：刚网购的皮鞋，就是试穿一下。

鉴于医疗工作的特殊性，对于医护人员特别是护士来说，即便对于"走"这样的小问题，也应引起足够的重视。

走姿基本要求

走的时候，抬头，双眼平视前方，双臂自然下垂，手掌心向内，以身体为中心前后摆臂。收腹挺胸，腿伸直，腰放松，脚步要轻并且富有弹性和节奏感。

摆臂时，前摆约 35°，后摆约 15°；起步时身体稍向前倾，重心落前脚掌，膝盖伸直；脚尖向正前方伸出，行走时双脚踩在一条线的两侧。走路时要摆动大腿关节部位才能使步伐轻捷，而不是摆动膝关节。

女士还要步履匀称、轻盈，举止端庄、文雅，展示温柔优雅之美。这里提供一种有效的良好走姿训练法：把一本书放在头顶上，放稳后再松手，顶着书慢慢地从基本站立姿势走步。

行走时不拖脚，步幅约2/3脚或一只脚的长度，步态柔美均匀。巡视病房、医疗操作时应柔步无声、轻盈稳健。在紧急抢救或病房呼唤时，严禁慌乱，而是要加快步伐、争取时间，表现出一名职业医护人员应具备的紧张有序、忙而不乱的职业水准，进而增加患者的安全感。

工作走姿特例

我们医护人员走姿的特例问题，主要有以下几个方面。

陪同引导。陪同引导患者或客人，在走廊或平地引导，双方并排走路时，陪同引导人员应在左侧。如果双方单行走路时，要在左前方约两步的位置。当被陪同人员不熟悉行进方向时，陪同引导人员应该走在前面外侧；另外，走的速度要照顾到患者或客人。每当经过拐角、楼梯或道路不平的地方，应及时使用手势并用语言提醒"请您向左边走""这边请""请小心路滑"等，必要时搀扶患者。走的过程中交谈时则侧转身朝向对方。

上下楼梯。坚持"右上右下"原则，右侧上、右侧下，左侧是快速急行通道。还要注意礼让患者。从安全角度出发，陪同引导患者或客人上下楼梯时，患者、尊者走在高处。

进出电梯。乘电梯遇到不相识的人，应尽可能以礼相待，不是紧急情况下可以请对方先进先出。当负责陪同引导他人，而又无专人驾驶电梯时，必须自己先进后出，以方便控制电梯。进出电梯时侧身而行，免得碰撞他人。进电梯后尽量站在里边。人多时最好侧身站立，后进的人面向电梯门。下电梯前提前换到门口。电梯内不要大声喧哗或嬉笑吵闹。打喷嚏时，应用手或物遮挡，不应冲着他人后背下"喷嚏雨"。

注意开关门。外开门，先敲门，打开门后扶住门把手，站在门旁，请客人或患者进入。内开门，同样应先敲门，自己随门先进入房间，然后侧身扶住门把手，再请客人或患者进入。和他人一起进出房门时，请对方先进先出。当陪同引导时，还有义务在出入房门时替对方拉门或推门。有门帘的，除了要帮同行的领导、客人、患者掀门帘，还应注意轻掀慢放，避免门帘打着他人的脸。

走姿注意事项

在场景条件许可的情况下，养成靠右侧行走的习惯。

礼让患者，道路狭窄的地方迅速通过并致歉，可以说："借过一下，谢谢！""打扰了，借过。谢谢！"

还要避免蹭着地走，在狭窄的通道避免旁若无人地缓慢行走……

医护人员坐姿礼仪

得体、优雅的坐姿传递着自信、友好、热情、庄重、大方的信息。

坐姿基本要求

当腿进入基本站立的姿态后，其中一条腿后撤，稍碰椅子，目的是感觉到椅子的存在，然后轻轻坐下。必要时，可以一只手扶着座椅把手。女士坐下后双膝合并，双腿并放在中间或一侧。

男士膝部可以分开一到两拳，但不能超过肩宽，更不能两腿叉开过大，半躺在座位上。

入座。和客人一起入座时，出于礼貌，应先请对方入座。

对外交往中，在条件许可的情况下，讲究左入左出。即从座位左侧进去坐下；离席时，从座位左侧撤出。

接诊中，患者入座时，医生对患者点头致意即可，患者不多且遇到年长患者时可以欠身致意。

离座。离开座位时，身边如果有人在座，应用语言或动作向对方先示意，如说"请稍候"，然后再站起身。当跟客人同时离座，注意起身的先后次序。离座的动作轻缓，不要"拖泥带水"。当患者离座时，应以语言、点头等方式致意。

坐好后，上身姿势需要注意以下三点。

注意头部姿势。写材料时可以低头看桌上的物品，但在回答患者问题时，应尽可能抬起头，以示礼貌和倾听。与患者或其家属交谈的时候，可以面部侧向对方，不能把后脑勺对着对方。

上身直立。女士穿裙装坐下，先要自然地从上而下将后面衣裙抚平。工作中通常不应把上身完全靠着椅背，一般应坐椅面的 2/3。在和患者或其家属交谈时，为表示重视，应侧转上身面向对方。

注意手的摆放。通常把手放在两条大腿上；也可以一手放在腿上，一手放在椅子扶手上；还可以双手叠放或相握后放在腿上。侧身和患者或家属交谈时，可以把双手叠放或相握放在自己所侧身一方的大腿或座椅扶手上。身前有桌子时，把双手平扶在桌子边缘，或双手相握放在桌上。

诊室接诊时，女医生要注意坐姿得体不随意。有的桌子下面部分是空的，在诊室外的一定角度往往能看到医生的坐姿，尤其夏天，坐姿不雅容易走光自己却不知道。

医务坐姿禁忌

坐在办公桌上、办公椅扶手上，向患者询问病情时坐到患者床边上。

双腿叉开过大。男士双腿叉开过大；女士无论是大腿叉开还是小腿叉开，都非常不雅。

架腿方式欠妥。坐下后把双腿架在一起，不是说绝对不可以。但应当是两条大腿相叠、并拢。如果把小腿架在另一条大腿上，两腿间还留出很大的空隙，就显得有些放肆了。

双腿直伸出去。坐下后，不要把双腿直挺挺地伸向前方，这样既妨碍他人，也不雅观。

抖腿。坐着的时候不由自主地抖腿，会让患者心烦意乱，更会给人留下不稳重的印象。

跷二郎腿。

以鞋底示人（见图3-2）或脚尖抬起指向他人，或将鞋半脱挂在脚尖上。

把手夹在腿间或压在臀部底下。这个动作让人感觉不成熟、不自信，也很不雅观。

医务工作蹲姿规范

医护人员在工作中蹲姿用得较少，不得体的蹲姿极影响医护人员的形象。适合的蹲姿主要有以下几种。

高低式蹲姿。即双膝一高一低，下蹲时，一脚在前，一脚稍后，臀部向下，屈膝下蹲。女士应两腿靠紧，男士可以适度分开。基本上在后侧的腿脚支撑身体，也可以反向交换。

交叉式蹲姿。通常适用于女士，蹲下后双腿交叉在一起，能有效避免"走光"。蹲时用手轻抚裙摆。

半蹲式蹲姿。一般是行走时临时采用，特征是身体半立半蹲，双腿略为弯曲，身体重心可以放在一条腿上，或者两腿并齐同时弯

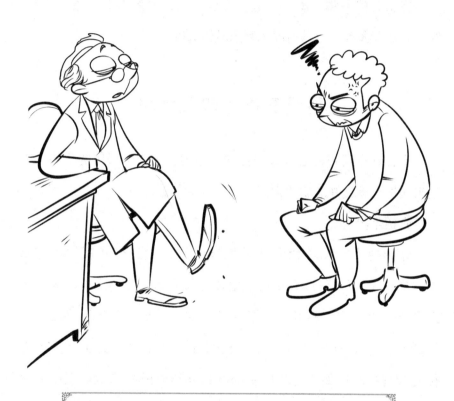

图 3-2　坐时不要以鞋底示人

曲下蹲。两腿之间不要分开过大。这样的蹲姿对腰部能起到很好的保护作用，尤其在提拿重物时。

切忌突然下蹲，离人太近，方位失当，臀部向上，弯腰低头，双腿分开太大等。特殊情况和紧急救援时除外。

医务工作手势及禁忌

手势具有很强的心理倾向性和表达力，工作中得体的手势，表达出医护人员良好的职业素养。

介绍手势

介绍他人，脸的朝向和手势指向的方向正好相反，不应双手"左右开弓"，可以只用右手给双方做介绍，介绍谁的时候手势示意谁；手部应五指并拢，拇指稍弯曲，手抬高至齐胸高度，掌心和地面约成45°斜角，手臂稍弯曲。介绍时，更受尊重者有优先知情权。比如，把本医院的院长介绍给医院属地的卫生局局长，可以这样介绍"吴局长，给您介绍一下，这位是我们医院的刘院长"。

介绍或者指示较高、稍远的物体时，都可以用以上的手势方法。手势的高低随物品的高低远近调整即可。当介绍、指示特殊物体，如文字材料的某一段落或具体的几个字时，如果用以上手势可能使人看不清精确位置，这时候就可以单用食指指示。

引领手势

在楼道拐弯处或上下楼梯时，也要用手势提醒。在说"请右转""请上楼""请注意脚下"的同时，也要用手势表达出来。比如，说"请右转"时，眼睛注视对方，以手势示意，指向右边，手臂稍弯曲。

进出房间、电梯的时候，也应用手势示意。

助臂手势

有时需要对一些老、弱、病、残、孕人士主动予以搀扶，以示体贴和照顾，这就是助臂。即用一只手或双手，轻轻扶着别人的一只手或胳膊。提供助臂手势服务要注意以下内容。

即使发现认为需要助臂的患者，也必须先征得其同意，同时也让对方有心理准备，而不是上来就抓住患者，让其受惊。

助臂的关键在于手位，用离对方较近的那只手扶住对方的胳膊肘下方，另外一只手扶对方的腕部。如果对方左臂无疾患，选择扶左臂，让对方走在更安全的右侧。

提供助臂服务时，步速必须和对方保持一致。还可以经常"暂停"一下，以便对方缓口气。

持物手势

递物接物：递接物品应尽可能用双手或右手，把物品递到对方手中，等对方拿稳后再放手；或放在对方方便拿取的位置。让患者伸手来够，或给患者抛掷物品都是失礼的行为。递接带尖、带刃等物品时，把方便拿取的一侧给对方，应把尖、刃部分朝向自己，同时提醒对方小心拿取。

端治疗盘：以自然站立姿态，双手端托治疗盘底缘中 1/3 处，拇指在盘边缘，其他四指托住盘底侧面。保持盘的平稳，不可将手指伸入盘内。盘内缘离身体 3~5 厘米，肘关节弯曲小于 90° 贴近身体，大臂靠近侧胸部，小臂同大臂及手一起用力。取放不触及工作服，行进注意保持治疗盘的重心平稳。

持病历夹：左手握病历夹右下缘中段处，并夹在肘关节与腰部之间，病历夹前沿略上翘，右手自然下垂或摆动。翻病历夹时，右手拇指与食指从中缺口处滑至边缘，向上轻轻翻开。

搬、拿椅子：取右侧前位，面向椅背，以右手握住椅背下缘中段，左手扶住椅背上缘，四指并拢，拇指在内侧，向上提起。搬拿、放下动作要轻，避免发出噪声。

展示物品：向他人展示物品，双手或右手拿着物品至对方方便观看的高度，正面朝向对方。当物品是高温或有异味时，注意保持适当距离，并用语言提醒。

推车手势

使用各种推车时，注意动作自然优美、平稳安全。

推平车（担架车）转运患者，注意平稳并保持直线推进。护士在患者头侧，随时观察患者的反应。对于躁动的患者，推车前应妥善进行保护性措施；昏迷患者应采取平卧位，头偏向一侧，防止呕吐物误吸；心肌梗死的患者转送时避免剧烈震荡；四肢骨折的患者，提前妥善固定伤肢；颈椎骨折的患者移动前先上颈托保护，转运时头颈两侧用软垫垫好，防止损伤血管、神经等；脑出血和颅脑外伤的患者应采取头高足低位，运送途中避免剧烈震荡，始终保持头部在前，上下坡时保持患者头部在高位，避免脑水肿和再出血。推送过程中还要随时注意、保护患者防止坠落。

推治疗车，用双手扶住车两边扶手，双臂伸直，重心集中于前臂，身体略向前倾，轻柔地向前推进，快中求稳，而不能用手拽着车丁丁咣咣地拉着走，这样不仅看起来不雅观，而且会给病区带来噪声。进入病房前应先停车，用手轻轻推开门，才能推车入室到患者床边进行操作，不能用治疗车撞击房门。

推抢救车和治疗车一样，要快中求稳。运送患者时，使患者的头部位于大车轮一端，以减少对患者头部的震荡，小车轮一端位于前方，方便掌握方向、观察患者表情。

推轮椅，在患者身后手扶车把，固定轮椅，保护患者安全落座后，放下脚踏板，将患者的脚放好。根据病情使用固定带，将患者妥善约束安置。上下坡路段，推轮椅时谨防患者前倾跌伤。下坡时，为防止轮椅滑走而发生危险，护士在坡低位置、面朝坡高位置，拉着轮椅倒着走。推动轮椅时，注意双手用力均匀、步幅平直稳妥、避免颠簸。推走、转换方向或停止时，及时提醒患者。

禁忌手势

说话时把手插放在自己的口袋里。

用手指指着他人，背后对人指指点点。

和他人讲到自己时用手指自己的鼻尖。

接诊或护理中抓头发、玩饰物、掏鼻孔等。

用一根手指做指引或指示，或用食指查点人数（见图 3-3）。

控制自己的音量

来自《长江日报》的消息：一位 73 岁的老人临终前专门给医院的医护人员留下一份遗言。遗言的内容，竟然是希望护士说话最好能小声一点，医护人员交流时要走近再说，不要在病区大喊，尽量保持安静，不要影响患者休息。希望医生不要把不开心留给患者看……

患者需要的，不仅是请医护人员治疗病痛的躯体，还需要抚慰心灵。这就需要医护人员通过自己的职业举止表达出自己的专业、关爱和对生命的敬畏。

医院是特殊场所，正常情况下，所有人都应尊重、照顾他人的感受，尽可能控制自己的音量。医护人员作为医院的主人、医疗的实施者，必须率先垂范。处处注意控制音量，说话轻言细语的医护人员，必然更加有利于患者身心的治愈。

说话的音量

说话的音量，是我们医护人员需要注意的。当在房间内给患者

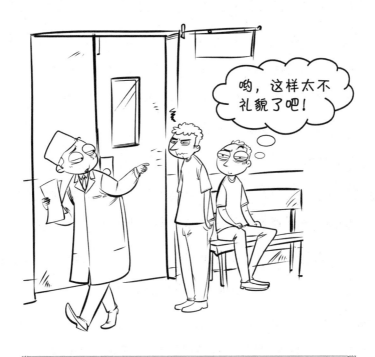

图 3-3　工作中不要用失礼手势

看病、沟通时，说话声音大，给患者或家属的感觉不是为让人听得更清楚，而是不耐烦甚至是呵斥。在室外说话声音大，给人感觉是不管不顾他人的感受，打扰他人休息，同时也显得缺乏修养。所以，不管是在室内还是室外，必须控制自己的音量。在医院里如需要招呼远处的人，正常情况下可以快走两步靠近再说话，不要隔着"几里地"就用"狮吼功"，让人反感。

电话沟通中，当电话信号不好时，即使朝着话筒说再大声也没用，这时完全可以先结束通话再重拨。

走路的声音

我们说过，医护人员、行政后勤人员，都不应穿有金属鞋掌的鞋，穿皮鞋的话最好不要选择硬质鞋跟的皮鞋，避免鞋跟声音太大而影响患者休息。特别是晚上值班时，医护人员走路的时候还应尽可能轻巧一点。若非紧急情况，不应在医院内蹦跳、奔跑。

操作的声音

工作、医疗操作中，尽可能降低或避免不必要的噪声。

操作时动作轻稳，处理物品时避免相互碰撞，制造不必要的噪声。开关抽屉、开关门，往地上或桌上放置物品，推手推车，都应注意动作轻一点，尽可能避免噪声。这是一种个人修养，也是对他人的尊重。

小提示大道理

　　行为举止是心灵的外衣。对于医护人员来说，举止得体能增加患者的信任；举止失仪则会留下没有素养、不尊重患者的坏印象。

第四课

窗口优质服务礼仪

THE
FOURTH LESSON

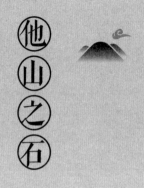

他山之石

中药房的小贾被投诉了。

昨天上午，患者来药房取药，那是一种需要冷藏的栓剂——遇热就会软化。小贾取出栓剂，核对姓名后递给患者，并告诉患者需要冷藏，患者当时正在接电话，边接电话边点了点头，然后转身走了。

下午，那位患者就气冲冲地来了，把全都已经软化的栓剂丢到工作台上："你们这药怎么都变质了？坏了还发给我？"

小贾看了看，说："这是没有冷藏保存造成软化。上午跟您说了保存要求——需要冷藏，我记得您当时还在接电话。"

"我当时在接电话，我接完电话你也没跟我再说一遍呀！我还提着药去了趟商场。"

"药拿出来不能退了。而且，冷藏当然是要越快越好。"

"大夏天的，你要是早说，我就不去商场了。你们太不负责任了！现在这药变质成这样，还怎么用？我要去投诉你。"患者越说越气，直接拿着药去了院办投诉。

和药品、和患者的生命健康打交道，我们任何岗位都必须严谨、仔细，任何环节都不能"想当然"。

我们在这里说的窗口岗位，是根据工作场景和工作特点而言，指挂号收费、药房、住出院办理、医保、检验窗口等一线岗位。

金杯银杯，不如患者的口碑。优质服务，就是最好的医院形象营销。作为医院的窗口岗位，必须树立"以患者为中心"的服务理念，保持耐心、积极的服务心态，把服务意识融入本岗位的自觉行动中，让患者更满意，使"窗口"更亮！

岗前准备与恭候礼仪

医院窗口岗位有站式和坐式工作形式，恭候也是如此。每天工作前都要做好相应的准备。

岗前准备

挂号、收费岗位。零钱是否准备好，个人钱款、物品是否已放在规定位置而不是带到岗中。

中西药房窗口岗位。注意检查药品（特别是有特殊存放要求的药品）存放环境是否发生改变，查看药品有效期等质量事项，严防药品过期、变质，实行"先进先出""近效期先出"的原则。

工作环境的管理。不管是办公室卫生，还是桌、台卫生，都应提前处理好。工作物品分类摆放、整齐规范、方便查找。除水杯之外的其他私人物品不能放在桌面上。工作环境的保持，不仅是开始工作前做到这样，而是工作时间内都应做到。我在有些医院发现，早上工作环境整理得往往都不错；但到了下午，工作环境往往就像刚打过仗一样杂乱。要求工作环境、要求个人形象、要求流程、要求用语及举止，这些并不是为了应付检查，而是应成为我们的习惯融到血液里，呈现出能让人民群众满意的、高质量的医务服务。

自我形象检查。检查自己的着装、妆容是否得体，端正地戴好身份牌。

情绪管控。上岗时确保有良好心态，不把个人的不良情绪带到工作中。工作中保持从容、理性、乐观的心态。

岗中恭候

不管是挂号、收费、药房，都应提前恭候。也就是到点就已经做好准备开始提供服务了。

在对医院的检查督导中，发现有的医院窗口岗，明明规定8点上班，但8点工作人员才从外面进来，开始各种准备，外面的患者在等着。至少5分钟之后才开始服务。我们应该知道，如果8点上班，那么8点开始患者就可以挂号或取药了，而不是还在等待。所以我们要有站在患者角度思考问题的意识。

身前没有障碍物时的站姿恭候：面朝患者的方向，保持微笑，表示"我随时为您服务"。女士可以双脚一前一后站成"丁"字步，脚尖向外展开的度数也可以小一点，形成优美的小"丁"字步。而男士可站成"V"字步或两脚稍分开站立。

身前有工作桌、台挡身，就用柜面接待站姿恭候。双手指尖朝前，轻轻扶在身前工作台边上。两腿尽量伸直，肩、臂自然放松，立腰挺直脊背。

窗口岗是采用坐姿工作的，当然也是坐姿恭候。上半身直立，面朝患者方向。女士的两个膝盖并起来，双腿可以一起放中间或放一侧。想跷腿时，两腿也应合并；而男士两腿可以分开一至两拳宽，但不超过肩宽，更不能两腿叉开过大，半躺在椅子里。

岗中恭候时，不可以玩手机或东张西望。

工作开始后，患者来到自己的岗位前，这时候就应将恭候转为接待了。

挂号收费服务接待礼仪

挂号收费接待礼仪是指挂号收费及办理住院出院手续窗口准时开窗，患者来到窗口前，向患者问好并行点头致意礼，微笑注视对方，而后提供应有的帮助和服务。

挂号窗口接待礼仪

患者没有主动提供社保卡时，微笑注视患者并礼貌提醒："您好！请问您有社保卡吗"；没有社保卡则提醒出示身份证登记办理就诊卡或一卡通："您好，请您提供一下身份证，为您办理就诊卡/一卡通"。

有时还需填门（急）诊病历手册的个人信息，窗口应做好指导，填写正确信息，尤其姓名务必核对清楚。

在建档办理就诊卡，往电脑里录入患者信息时，遇到不好录入的字，多一点耐心，不要因为着急而随口说让人反感的话"怎么起这么个名字，打都打不出来！"我在好几家医院都见到过这样的投诉。

不是每个人都知道就医程序或医院的相应要求，窗口人员应给予适当指导，方便患者。

患者直接递上相关证件时，礼貌询问患者"您好，请问您挂什么科"。然后询问挂普通号还是专家号，再告诉相应的挂号费用。

现金缴费的，接过患者的钱款，先说"请稍候"。验钞后同时唱收"收您××（金额），请稍等"，找好零钱、打好票据递给患者并说"这是找您的××（金额），请收好，请点清"。不可以默默地接、递。

现在很多医院都有自助挂号机，这样极大方便了患者。自助机的辅导服务，在本书的第七课有专门的介绍。

收费窗口接待礼仪

根据工作程序，准、快、好地办完每一笔业务。与票款打交道要细心、细心再细心。

接过患者的社保卡或就诊卡后，微笑告诉患者"请您稍候"，同时开始操作，告诉患者金额"共需缴费 ×× 元"。

收到现金，在患者视线内先点大面额钞票，后点小面额钞票。点清并验钞之后告诉患者"收您 ×× 元，请稍候"。

付出现金、单据，进行"三核对"（对单据、对项目、对金额）盖章，找零、打好票据后说"找您 ×× 元"，递出单据，做好唱收唱付。

把余款、社保卡或就诊卡、收费单递到患者手边，不可以扔到患者手边。

现在有了更多支付方式，如微信或支付宝，让刷卡支付都变得很少。当刷卡支付患者输密码时，收费人员应主动做眼神回避。微信、支付宝的支付方式，一般是患者用付款码，不涉及输入密码。在收到到账提示后，将社保卡或就诊卡、收费单递到患者手边。

患者出现差错，耐心地指明，并为患者提供帮助。自己出现差错，立即纠正并致歉。

对于插队的患者，现场安保没能及时赶来时，还有语言提醒、维护秩序的责任。

办理住院手续的窗口，提醒患者保存好住院押金单，日后办出院手续时需要使用。同时告知去住院部的相应护士站办理住院。

不允许以快下班为由拒绝为患者办理业务，尤其是较为烦琐的出院结算及社保报销业务。

患者咨询时，用亲和的语气，简练、明确、礼貌地解答，同时避免容易产生歧义或不好含义的话。再忙也不应置之不理，更不能态度不好。毕竟对于患者来说，来医院的第一个环节就是挂号，如果第一环节就遭到冷遇，那么对接下来的与医护沟通可能就更没信心，甚至产生抵触、反感情绪。做必要语言提示时，同样应礼貌、明确、简练，不说"半截话"、患者听不明白的话或容易产生误解的话。

一位患者在医院窗口刷银行卡付款，一时着急忘了密码，连续两次都输入错误。密码如第三次输入错误，该账户当天会被锁定，无法支付。于是窗口人员提醒："想好了再输，你快差不多了。"窗口人员的本意是密码输入只有3次机会，现在就剩最后1次机会了（见图4-1）。窗口人员以自己的理解方式对事情进行了简说，不恰当的解说使患者非常生气，当即投诉了她。

严格按规定进行班中交接。交接时做到过程规范、速度快捷。窗口前应放置明显的标志牌。工作期间遇机器设备、网络线路出现故障，暂停收费时立即放置告示牌，并向患者说明情况，耐心解释。然后马上向医院的主管科室报告故障情况，争取尽快恢复工作。

有些窗口需要到点停止办理缴费业务，最好提前与排队患者沟通："这个窗口马上停止收费，后面的不要再排队，请到××（地点名称）排队缴费。"最好请安保或导诊在现场协助。遇到患者坚持在本窗口缴费的，如确实不能再办理缴费业务，应礼貌解释清楚，

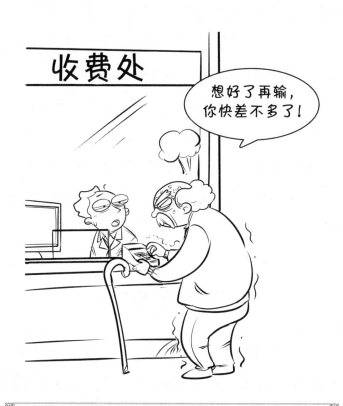

图 4-1　不要说会让患者误解的话

如"实在抱歉，超过时间，系统自动关闭，就不能交接、款项也没法入库了"。而不是不耐烦地说"下班了！"可能患者就会回怼"我早上到现在没吃没喝，多耽误你2分钟能怎么样？！"

另外，对一些特殊但常遇到的情况，可在缴费窗口张贴提示。比如暂不支持付款码，暂不支持司机体检、异地慢特病的即时扣款报销。不要让患者排了半天队，才发现不能办理这项业务。

不管是挂号窗口还是收费窗口，下班关闭窗口时，除了整理检查桌面，还应检查窗口台面，是否有患者或家属遗留的物品、证件。如有，可以放在窗口玻璃里面，方便大家在外面看到；或按照医院规定处理。

中西药房服务接待礼仪

足不出户、日行万步是药房工作的日常写照。不仅是负责按照处方进行调剂的配药人，更是保障安全、有效、合理用药的把关人，做好核对是对患者负责的一种态度与责任。所以，身居"药"职怎样细心都不为过。

"大爷，白色盒子的药1天吃1次，黄色盒子的药1天吃3次。这个处方单上也都给您打印了，您记不清的话，让家里人帮忙看看"，面对取药患者的问询，药房小张细心地交代着。

小张说，药房是医院的服务窗口，每天处理的处方药单有上千单，平均1个人每天处理几百单，经常有患者询问药的用法，有问有答，患者更踏实，虽然处方单上有药的用量用法，逐个回答工作很累，但在小张看来，这些都是药房的平常事，都是应尽的职责。从患者那里收获微笑他们高兴，从患者那里受到委屈也不在意："生病的人难免情绪激动，有点脾气，我们能体谅。"

药房，指中、西医发药窗口，虽然工作内容和挂号、收费不同，但接待形式基本相同。

按照规定的上班时间，准时开窗。对在窗口前等候取药的患者或家属，微笑点头致意。

看清处方的药名、剂量。配好药后，再次核对姓名、药名、数量及确认每种药上是否已经贴上用药提示便笺或标注上每天、每次的用法用量。特别是对于有使用禁忌的药物，除了标注外，还应做到口头提醒。对保存条件有严格要求的药物，同样应口头提醒、说明，不要以为药盒或包装里面有说明就不做提醒、说明，毕竟多数药盒上面或包装里的文字太小，不方便阅读。比如有的药物需要在冰箱冷藏保存，如果没提醒，患者又不懂，药物就起不到应有的疗效甚至产生副作用。核对患者姓名后，将药递到患者方便拿取的位置，并说一句"您的药齐了"。不可以随意扔，即使药品不怕摔碰。

中药配方颗粒，药房需要根据处方现配并分装，这当然需要时间。所以在收到患者中药颗粒药的处方时，应先告诉患者大约需要等候多久。

草药，药房需要根据处方现配，同样需要一定时间，应告诉患者需要等候多久。

中草药如需药房代煎，什么时候可以取药，应明确告知患者。

患者拿回家自行煎服的中药，煎药时各种药材先后放的顺序、煎到什么程度、怎么服用，都应告知，不是所有的药都是一起放进锅。比如川贝粉是在药煎好之后再倒入的，而如和其他药同时放进锅一起煎，极易煳了锅底，造成浪费。在医护人员看来是常识的问题，患者可能没有任何概念，甚至会有相反的认知。

某中医院中药房主管告诉我一则事例：一位患者连服了几个疗程的中药后，发现效果不明显。而同一期治疗的患者，都已经痊愈，医生也觉得不可理解。那天患者又来看医生，在窗口排队等候拿药，和其他患者聊天打发时间。聊到中药的难喝时，发现这位患者每次药煎好后，只喝反复澄清后最上面的水，他说底下黑乎乎的有点稠，觉得没法喝，于是直接倒了……

对保存条件有一定要求的药物，务必明确告知患者。栓剂类如不能尽快冷藏，会软化而不易使用，尤其在天热的时候。而有些药离开冷藏条件会降低功效甚至可能发生变质，如甘精胰岛素、预混胰岛素、增加免疫力的丙种球蛋白等。

药房尤其中药房，往往会直接接触药品，所以中药房都应规范地戴好圆筒帽。且在配药期间，杜绝出现抓挠自己的头皮、皮肤的动作。

中、西药窗口，经常会有领药的患者咨询药的用法用量、注意事项。患者咨询时，窗口工作人员再忙也应简短说明，对一些不了解的事项可以请患者再去咨询医生。其实药品包装上都标注有服用的方法，打印的处方单上也有。但不少患者还是觉得亲自问问才放心。不管怎样，都不可以置之不理或者粗暴拒绝。否则，患者的那份无助、茫然感，很容易对医院产生不好印象，甚至直接与窗口人员发生争执、投诉。

患者取好药，离开窗口时，可以叮嘱："祝您早日康复。"

我看到不少医院的药房在发药时，将一些用药常识或注意事项印在包装袋或宣传单上一并给患者。以下是某医院印在包装袋上的用药须知，我们可以参考。

用法用量：

请您仔细查看药品包装或处方单。

服药时间：

空腹服：清晨或饭前一小时，或饭后两小时服用，如盐类泻药和驱虫药可空腹服。

饭前服：饭前30~60分钟服用，如胃壁保护药、抗酸药、胃肠解痉药等可饭前服。

饭时服：消化药如多酶片、稀盐酸等可饭时服。

饭后服：饭后 15~30 分钟服用，绝大多数药可在饭后服，尤其是刺激性药物更应在饭后服。

睡前服：睡前 15~30 分钟服用，如催眠药和泻药可临睡前服。

服药次数：

每日二次：早、晚服用

每日三次：早、中、晚服用

每日四次：早、中、晚及睡前服用

用药注意：

用药前请仔细阅读用药说明，外用药不得内服。用药如发现疑问，请打电话××××××××至××（部门名称）询问。

其他窗口服务接待礼仪

医院窗口，除了挂号、收费、药房，还包括住院出院办理、医保、证明材料办理或盖章，以及检验窗口等。每个医院的岗位职能划分不尽相同，但工作内容都基本相同。

按照规定时间，准时接待患者，对患者微笑问候并点头致意。

办理事项资料不齐，礼貌、明确告知所缺的材料名称。缺多种材料的，如条件允许最好能提供所缺材料清单。

对所办事项有特殊要求，比如需要本人办理或他人代办需委托书的，也应详细告知，如有委托书的撰写要求及格式，最好一并提供。

有些特殊事项不是医院权限造成的，如医保的报销规定。患者对此有疑问时，在礼貌解释后仍不满意或不明白的，可以提供医保咨询电话，而不能生硬甩出一句"怎么还没听懂"。同时，即使是因政策问题，沟通解释中也不宜直接甩锅"你要怪就怪这个政策"。

材料办理中，对于不符合办理规定的，礼貌解释原则和规定，恳请患者理解，而不宜粗暴拒绝或违规办理。

在其他窗口中，检验窗口相对特殊，承担着标本接收、采血等多项服务。完成采血前的信息核对后，快速、准确地完成操作，以减少患者的疼痛感。对儿童这样的特殊群体，不仅要提醒家长做好配合，同时还应以安抚鼓励或其他方式分散其注意力，并尽快完成操作。完成采血后提示患者用医用棉棒按住抽血点及告知注意事项，否则，患者的不当操作容易使出血点多出血或出现瘀青。对采血量的多少或出结果时间有疑问时，礼貌做好解释，杜绝不搭理或粗暴搪塞"说了你也不懂""你问医生去""急什么"……

遇到排队人多或即将下班，我们在业务办理及沟通中也务必注意态度，不可以急躁，杜绝粗暴沟通。

接待及沟通中，不可以有敲桌子、用手指不停敲点文件材料，用食指指人、物或方向，不停按动弹簧笔等不当行为。

总之，在接待与服务中，将用语的文明、态度的谦和、举止的得体落实在每个环节，杜绝脸难看，话难听，事难办，告别生、冷、硬，缓解患者紧张、焦躁的情绪，维护良好的医患关系。

医院窗口服务注意事项

岗中不闲谈，不喧哗。工作时间内即使暂时没患者来办事，也不能做玩游戏、扎堆聊天等与工作无关的事情，严格做到"慎独"。

不允许非本岗位人员进入工作场所。窗口岗位，涉及钱款、用药、标本及文件材料等问题。所以工作时间非本岗位人员，都不应进入。

挂号收费岗位人员，不可将个人的钱款带进去。不少医院的收费岗位，发生错账的重要原因是收费人员的个人钱款可以随便带进岗中，最后发生错账就不好解决了。

注意礼貌。包括微笑、问候"您好"。工作岗位上绝对不可以板着脸或明显带着腔调、情绪说话。个人情绪不能带到工作中。

注意仪态。坐着时，不可以抖腿，不应斜坐，上身不应向前趴伏，更不能坐在桌子上；站着服务时，不可以倚靠而站，也不可以抖腿。

不管是挂号收费、药房还是检查窗口，都是需要细心耐心的工作岗位。所以工作时间、工作状态中，应呈现出认真、严谨的作风，绝不可以边工作边闲聊。

注意手势。有些岗位窗口由于特殊性，不一定能做到双手递接或递接到患者手上，但不应该让人感觉有扔的现象。比如，钱款、卡证直接往患者面前"啪"地一扔，这样给患者的感觉就非常不礼貌，也不是一个专业的医务人员应有的行为。同时为患者指示方向时，应用规范手势，而不是用一根手指。

窗口不管哪个岗位，都难免会遇到患者的不满、抱怨。毕竟不是每位患者都能体谅医院各窗口岗位巨大的工作量。同时也应该换位思考，患者都是身体有问题才来医院，着急是他们的共性，希望早点挂号、早点治疗、早点康复。而当遇到长久的排队，其心情可想而知。所以，窗口人员没必要也不应该与之计较。就当没有听到，继续专业高效地做好本职工作。

不少医院为了更好的就医体验，减少患者排队太长、等候太久的问题，在高峰时间段（一个窗口排队超过 15 人时）开放全部窗口。在人手允许的情况下，这不失为一个好办法。

小提示大道理

窗口岗位办理业务应坚持"先外后内"的原则。患者缴费时，立即停止清点、扎把、接听电话等内部工作，不因内部工作让患者久等。如不能立刻为患者服务，应解释、致歉。

第五课

护理优质服务礼仪

THE
FIFTH LESSON

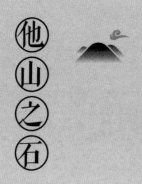

他山之石

　　韩启德院士在其《医学的温度》一书的代序中，提到自己 10 岁时得了猩红热，两周后继发严重风湿性关节炎和心包积液，住进一家小的私立医院，昏迷三天后被救了回来。除最严重的时候用过几天青霉素外，没有其他什么治疗，护理却十分周到，自己是绝对卧床，连饭都由护士喂到嘴里。护士们很喜欢他，一有空就轮着给他讲故事。60 多年过去了，他还记得那张病床，那间病房，窗外的那几棵大松树。人生第一次感受到来自父母和家庭以外的温情……在代序最后感慨且深情地说：医学是人学，医道重温度。

钟南山院士在点评如今的医患关系时认为，现在大家大多把目光集中在患者与医生身上，而忽略了护士在其中的作用，"护士每天有 70%~80% 的时间与患者接触，他们的态度直接影响了医患关系"。钟南山表示，护士也要注重人文精神的培养。三分医疗七分护理，护理做得好，对患者的治疗能达到事半功倍的效果（转自《南方日报》）。

那么，护理岗怎样做好优质服务、提升服务质量，以体现我们的专业素养及人文关怀?

护士职业素养要求

护士是没有翅膀的天使，是真善美的化身，是生命的捍卫者，是健康的守护神。

忙而不乱，来自专业的素养；病而不寒，来自温暖的服务。

来自《腾讯新闻》的消息：甘肃省妇幼保健院的护师马振荣和平常一样在科室值班。值班医生查房发现一名产妇有脐带脱垂状况。情况紧急！医生立即召集同事进行救治。马振荣甚至忘了自己还是身怀六甲的准妈妈,以短短 10 秒钟的时间从病房飞奔至电梯间,开启急诊手术专用梯,保证了从病房到手术室的一路畅通。从发现孩子脐带脱垂到送进手术室进行剖宫产,仅用了 10 分钟的时间,确保了母子平安。

马振荣说,在平常的工作中,她和她的同事也经常会遇到各种紧急情况,在危急时刻,每个人都会义无反顾地去救人。

马振荣以朴实的行动,展现了护理人员良好的职业素养,诠释了"白衣天使"的神圣职责(见图 5-1)。

相对来说,护理岗位同患者的接触时间最长,其举止言行对患者、对医院的社会形象影响都很大。护士应有怎样的职业素养呢?

有良好政治素质。拥护党的路线、方针、政策,热爱祖国,有献身护理事业的决心,树立以患者健康为核心的整体护理服务观念。有良好的医德医风,廉洁奉公。不做违反法律、违反道德良心的事或不忠于职守的工作,以维护职业声誉、行业形象。

除了专业知识,还要勇于钻研业务技术,善于总结经验、教训,不断提升业务水平。比如手术室护士,要熟悉手术流程、认识过万种手术器械、掌握几百种仪器设备的使用方法。同时,为了不耽误手术,手术室护士还要练就"站得、憋得、饿得、忍得"的本事。善于和不同患者聊天也是一种业务水平,比如在为儿童护理时,如能和儿童聊得"投机"无疑会备受儿童信任,也会使护理工作更加顺利。

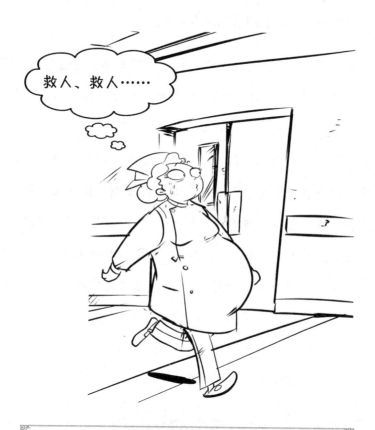

图 5-1 危急时刻忘我的职业精神

爱护集体，爱岗敬业、积极奉献，不做有损集体荣誉的事。严格遵守工作操作流程和医院的规章制度，包括严格落实核查核对制度、交接班制度、请假销假制度等。

来自《北京青年报》的消息：施先生陪同妻子住进某医院保胎。第三天早上，护士给孕妇发药，施先生及其妻子没有多看多想就将药服下了，但后来却被护士告知"吃错药了"。随后，发现发错药的护士将这一情况及时向医院相关负责人汇报，孕妇共误食3粒打胎药，医生随后对患者进行了催吐、稀释等措施，但效果不明显，于是该院医护人员陪同施先生及其妻子赶往当地另一家医院进行洗胃处理。但此事对胎儿后续可能产生的影响让孕妇及其家人感到担心。

最终双方达成和解。当事孕妇在该院住院的费用由院方承担，到另一家医院进行引产手术的费用也由该院承担。该院另外赔偿孕妇9.5万元。涉事护士被辞退，并吊销护士资格证。此事也在社会上引发关注，给该医院造成了不好的影响。

严格要求自己。加强组织性纪律性，以大局为重，个人意愿服从工作需要。

对患者有高度的责任心、同情心和仁爱心。关心患者疾苦，想患者所想，急患者所急。

来自《人民日报》的报道：由于治疗的需要，肿瘤外科患儿在化疗前一般要剃掉头发。作为浙江大学医学院附属儿童医院肿瘤外科的护士，边锐也和孩子们一样，剪去了从小留到大的长发，剃成了和病房小朋友一样的光头。边锐说："我想告诉小朋友光头也可以很帅气很可爱"，剃成光头的边锐回到工作岗位辨识度一下子变高了，整个病房的人都认识她，也因为这个新"发型"拉近了和患儿的距离。

具有健康的心理。开朗、稳定的情绪，宽容豁达的胸怀。工作作风严谨细致、主动、果断、敏捷、实事求是。

注意文明礼貌。用语规范，态度和蔼，稳重端庄，服装整洁，仪表大方，仪态得体。

和医院各岗位尤其与医生进行良好配合，相互尊重，友爱、团结、协作，工作中不存私人恩怨。

岗前准备与恭候礼仪

护士工作的服务性强、操作性强，工作量大，而且繁杂细微。每天工作前，包括在岗位上恭候患者之前，都应做好相应的准备工作。

岗前准备

明确工作职责、范围。清楚到底是干什么的、在干什么，专业的护士就要干什么像什么。自己是负责护理，还是分诊；负责护理，负责哪一片、哪些床位……

工作器具是否齐备。备齐各种治疗物品、药品，并做好分类存放，保证无过期失效，上岗前清点，认真交接班。负责治疗工作的护士，上岗操作前着装整齐、洗手、修剪指甲、操作时戴口罩。

工作内容的准备。所负责患者基本信息，病症内容的医学了解；分诊护士应了解自己工作范围内科室的基本情况；医生的基本情况了解（所属科室、坐诊时间、职称等）；各科室的位置……

工作环境的管理。不管是办公室、咨询台、护士站的环境，还是桌面清洁，都应提前做好。办公物品分类摆放；整齐规范；方便查找。除水杯之外的其他私人物品不放到桌面上。

情绪管控。上岗时确保有良好心态，不把个人的不良情绪带到工作中。工作中保持从容、理性、乐观的心态。

形象自检。检查自己的护士服是否干净、整洁，衣扣是否都扣好，妆容是否得体。端正地戴好身份牌。

岗中恭候

无论在门诊还是住院部，但凡属于在岗位上迎候患者并提供服务的，都应提前做好恭候。

身前没有障碍物时的站姿恭候：面带微笑朝向接待区，表示"随时为您服务"。没拿物品时，双手叠放在身体前面。女士可以双脚一前一后站成"丁"字步，脚尖向外展开的度数也可以小一点，形成优美的小"丁"字步。男士站成"V"字步或两脚稍分开站立。

长时间站立或身前有工作桌、台挡身，可以采用柜面接待站姿恭候，即：适当放松，一条腿向外侧稍稍伸出一点，分开一点双脚。双手指尖朝前，轻轻扶在身前工作台边上。两膝尽量伸直，不弯曲。肩、臂自然放松，挺直脊背。咨询台、护士站的护士都可以用这种恭候站姿。

岗中恭候时，不可以玩手机、聊天或东张西望。

当患者走向自己，距离在两米左右，且注视自己这个方位时，就应将恭候转为接待了。

另外，如医院人手较足，还可以安排护士或导诊主动巡视，主动为有需要的患者提供协助，真正做到"服务想到需求前面"。

护士接待礼仪

"医学是人学，医道重温度。"亲和、有同理心、有温度的接待，永远都受欢迎。而面无表情、没有温度的机械式接待，将很容易被人工智能机器人所替代。护士的服务接待应做到：主动、耐心、理性、礼貌。在医院不同位置下的服务，注意事项和细节要求也有所不同。

接待门诊患者

当患者或家属进入接待区时，面含微笑，点头致意（人少时可以行 15°鞠躬礼致意）后问候："您好 / 上午好 / 下午好 / 晚上好，我是门诊导诊护士。请问有什么可以帮您的吗？"

若患者表情很痛苦地走过来，这时候我们就不应再机械地微笑了，而应表达出共情，体现出着急的表情，往前迎一步并询问"我是门诊导诊护士。请问您哪里不舒服？"

这时候全神贯注地注视着患者或家属。而如果一边做其他事，一边这样说，则显得很敷衍、很程式化，没有任何情感可言。

然后仔细听取患者主诉，不用诱导性语言，根据症状做好指导性导诊服务。

很多医院都单独设有发热门诊，即发热患者要在发热门诊进行分诊、治疗。所以还需要询问患者是否发热。对于发热的患者，测试体温时应向患者解释："需要测量一下您的体温。这是体温计，您夹到腋下 5 分钟好吗？"患者自己行动不便的，则由护士协助完成。

如是发热患者，按医院规定指导其是去发热门诊还是正常地继续在普通门诊就诊。

需要患者做血生化检查时，应礼貌且清楚地解释，"您现在需要抽血化验检查。这是化验单，请先到自助机或窗口缴费，再到检验室验血，检验室在××""您找的地方在××处，在×边，您慢走""您好！看病要先挂号。请您先到××挂号""根据您的情况，要到×科诊治。×科诊室就在××"。同时做出指示方向的手势。患者要去的位置不好找，而条件又允许时，最好把患者引领到所在位置后再返回导诊岗位。而导诊岗人手不够时，给患者指引方向即可。

老、残、孕、幼及重症患者尽量予以多一点照顾，按规定优先就诊。

大型医院在就诊量大的科室外往往还有分诊台，主要职能是患者在挂号之后来科室分诊台报到、排号，等待就诊。为患者报到、排号后，文明用语加规范手势告知患者所在诊室的具体位置："您是在内科 12 诊室就诊，在 ××（示意方向）。您注意听着叫号。"当患者超过报到时间或过了号，如不能再补号，注意做到礼貌解释并按照规定处理。当患者扎堆聚在分诊台或医生诊室门外，或患者、家属候诊时手机播放的音量太大，都应主动维护秩序。另外，科室医生长时间不在诊室时，还有联系医生或跟患者解释的责任。

医院对我们医护人员来说是绝对的主场，而患者往往是带着紧张、不安的心情来到这个陌生的环境。比如显示屏上有显示正在排队的患者姓名序号也会自动叫号，但仍然习惯性询问护士；卫生间大大的标志就在边上，患者也没看到……所以我们在接待中，面对患者的询问，即使问题再简单也应礼貌解答，而不是爱搭不理甚至带着情绪回复。

患者引导服务

引导时先告知患者"我带您去 ×××"，对方同意后，再开始引导。一边说"您这边请"，一边做出引导的手势。现场环境如允许，尽量走在患者左方。在走廊里，应走在患者或家属的左前方约两步远的位置。引导过程中不要一言不发，而应做好语言关照，特别是走到特殊环境的地方，如转弯、上楼梯，稍微侧转头并看向患者，以手示意同时说"这边请""请小心台阶"。出于安全和礼遇，上楼梯时请患者在前，下楼梯时自己在前，且有扶手的一侧让给患者或家属（见图5-2）。

乘电梯，有专门的电梯员时，请患者先进先出；没有专门的电梯员时，则自己先进去控制电梯，再请患者进入。到达目的楼层时请其先出。到达目的地时提醒"这里就是×××（所要去的地方名称）"。

对老、弱、残、重症等行动不便的患者，在医院有条件且征得对方同意的情况下，提供搀扶、轮椅推送陪诊等服务。搀扶中，注意把握和患者保持一致的行进速度。搀扶、轮椅推送陪诊服务的具体要求，在本书的第七课中有专门介绍。

如是陪诊服务，在患者各种检查、护理操作中，应结合具体情况和患者交流：检查治疗的部位、在哪儿做、检查治疗的步骤，具体注意事项，等等。

注意首问责任

我们反复强调"服务要想在需求前面，细节要做在问题前面，关怀要想在家属前面"，而"首问责任"就是体现护士对病患服务、关怀的重要环节，就是"患者至上"理念的生动体现。

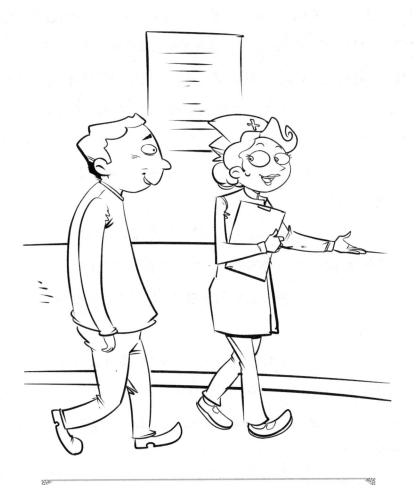

图 5-2　引领中注意语言关照

护士对患者的服务分工不分家，做到有求必应、有问必答，百问不烦恼、百答不厌，态度和蔼，不推诿，忌说"不知道""不清楚""不归我管"等生硬的话。当患者或家属询问护士时，属于本人职责范围内的，尽可能立即答复，对其要求给予妥善解决；不能回答或解决时，一定要耐心、清晰地解释清楚，并提供可以解决问题的电话或方式的建议。必须做到环环相扣、手手相接。不是自己亲自解决的，事后最好询问患者问题解决的情况，直到患者满意。

茶水服务

茶水服务一般是在不影响患者检查的基础上。

条件允许时，可以给等候治疗的患者递上一杯水。

在医院治疗且没有家属陪同的患者，时间允许时也可以主动为其倒一杯水。

递水时，一次性水杯接七八分满就行了，接得太满容易洒出来，而且患者也不方便拿，特别是接的开水。另外，我们的手不可以直接拿、捏杯口。递的时候，同时注意用语言提醒，尤其水有点烫时，必须做好提醒。

礼迎住院患者

见到入院患者时，起立面对患者，微笑相迎，一边安排患者落座，一边亲切地自我介绍："您好！我是值班护士，请您把医保卡／病历本给我，我尽快为您安排好病房。"其他在场护士且面向患者方向的，此时也应向患者微笑致意。

　　为患者测量生命体征，协助患者称体重："请您到这儿测量一下体重。我现在为您测量体温和血压，您的体温是……，血压是……，现在请您跟我到病房。"

　　引导患者去病房的过程中介绍院区环境，以方便患者住院期间的生活。进入病房，详细介绍相关情况"这是您的床位，管床医生是××，管床护士是××。您看，这儿有××供您使用。这是呼叫器，有事您可以按这里，我们会马上为您提供帮助。您的床头及床尾可根据需要升降。这位是您的病友××。这是住院须知（双手递给患者），您看一下，有不清楚的地方可以问我。请在这里签字（以手指示签字的具体位置）。您先休息一下，管床医生很快会来看您。谢谢您的合作"。

　　"××（称呼），您好，我是您的管床护士××，这位是您的管床医生××。今后您有什么事就找我或其他护士，我们都会尽心为您办。"

接待急诊患者

　　接待急诊患者，注意沉着、迅速、果断，处处体现出训练有素的应急能力。

　　重症患者或轮椅、平车推入的患者，护士应立即上前迎接、果断采取措施。"能告诉我哪里不舒服吗？""需要测量您的血压，我帮您把上衣袖脱下测量好吗？"

　　面对意识不清的患者，迅速而镇静地将患者推入抢救室，尽快向家属询问有关情况并登记建档，抢救患者的同时，做好家属的解释安慰工作："您请坐，别着急，我们会全力抢救患者的，请您放心！""请您讲述一下患者发病情况好吗？""医生正在实施抢救，麻烦家属到外面等候。"

外伤、骨折患者来就诊，迅速协助医生为患者止血或固定伤肢，同时为患者做好解释安慰工作："请您安静，您的急躁和躁动只会加重您的病情，我们会尽快为您做处理的！""医生立即为您做手术，我先为您做皮肤准备好吗？"在患者能接受的情况下，做皮肤准备的同时为患者讲术前、术后的配合、注意事项并及时签好相关知情同意书。

与其他岗位做好衔接

护士（或者导医／导诊）对医院环境及就医流程熟悉，但患者并不是这样。所以在为患者服务中，应尽可能做好衔接工作，包括与窗口、医生等衔接，让患者知道下一步去哪里、做什么……

与窗口衔接

做好分诊后，告诉患者下一步是去窗口挂号还是去自助机预约挂号；是到收费窗口缴费还是扫二维码支付；如初次来医院就诊，怎样填写就诊卡信息……条件允许时，还应引导患者到相应窗口，出示相应材料或证件挂号、缴费等。要办理证明材料的（如病假证

明 / 出生医学证明等)，告知需要准备的具体材料名称，再引导告知患者或家属到医院相应窗口办理。

与医生衔接

为患者分诊及陪同挂号的时候，护士已知道患者的基本症状、姓名等信息。在陪诊到门诊就诊 / 住院或医技检查中，护士就有责任主动将患者基本的信息、情况告知医生、住院部主管医护、做检查的医技，避免患者不断重复介绍基本信息，同时也应将医生的姓氏告诉患者，方便称呼。

挂号后，如患者自行去诊室，护士不陪诊，这时应将医生诊室的具体位置详细告知患者，如知道医生姓名也应告诉患者。

医生诊治后，是否需要复诊，饮食或生活习惯的注意事项，所开药物的服用有什么特别注意事项，也应提醒患者询问或帮助患者询问。

与其他人员衔接

与其他人员的衔接，我们主要介绍三种情况下的衔接。

与家属衔接。陪诊或护理后，将患者的检查、就诊等必要情况、注意事项，清晰逐条地告知或交代给家属。所要沟通的事项较多且家属是年长者时，如有条件最好就告知的事项提供书面清单。

与其他护士衔接。不管是门诊输液室还是住院部，都有换岗的情况。换岗时，必须将患者情况按规定与换岗的护士做好无缝对接，不要让换岗护士不知道之前的信息，从而出现意外。

　　跟护工衔接。患者有护工为其服务时，护士应将患者的基本事项，包括姓名、病情、什么时间需要做哪些检查、检查注意事项、术后护理时需要注意什么、作息情况……清楚且有条理地交代。

　　当然，做好衔接其实就是为患者提供更优质服务这种意识的体现。只要我们工作中处处都有为患者服务的意识，那么包括做好工作衔接在内的所有事情，就都能够水到渠成了。

不同患者沟通礼仪

　　不管什么样的患者，护士服务都应是"有时去治愈、常常去帮助、总是去安慰"。护士的高效沟通，是做好护理工作的重要前提。

与儿童患者沟通

　　爱自己的孩子是人，爱别人的孩子是"神"。与患儿相处，先要传达爱意，有亲切感。所以务必注意给患儿的第一印象：微笑的表情、亲切和关爱的话语、温柔体贴的肢体动作。微笑对于来到医院紧张、不知所措的儿童来说是最喜欢的面部表情。

　　称呼姓名可以有效消除紧张感，同时也让患儿家长感受到护士对自己孩子特别的关爱。

　　说病情时，护士务必表现出认真听的样子，再加上适当的语言鼓励，如"说得真清楚""你好勇敢呀"等。可以通过讲故事、询问学习及用动画片中的角色名称、语言与之交流，打开孩子的话匣子，让孩子主动聊天，以尽快消除孩子对打针、采血等护理操作的紧张和不安。

对不会说话的婴幼儿则可以用触摸的方式，触摸是一种无声的语言，是有效的沟通方式。

对于初次打针输液，或对打针输液害怕的儿童，需要提前和家长做好沟通、配合。护理操作中，还可以一边操作一边和家长沟通、进行卫生健康宣教，以便达到分散患儿的注意力，顺利完成打针、输液等护理操作目的。

人们往往都有药到病除的心理，护士应适当适机地解释病症发生、发展、转归的过程，以及打针、输液或用药过程中的正常反应。当家长对孩子病情有更充分的了解后，就能合理调整期望值，避免护理过程中出现的正常反应或状况，因不理解而误解。

与青年患者沟通

患者往往对自己患病这一事实感到震惊，经常不相信医生的诊断，否认得病，直到真正感到不舒服和体力虚弱时才会逐渐默认。他们一旦承认有病，主观感觉异常敏感，而且富有好奇心，经常询问：为什么打这个针？为什么吃这个药？疗程要多长？有无后遗症？等等。担心疾病耽误学习、工作，对自己恋爱、婚姻、生活和前途会产生不利影响。

青年患者的情绪常常不稳定，容易从一个极端走向另一个极端，对待疾病也是这样。病情稍有好转就盲目乐观，往往不再认真执行医疗护理计划、不按时吃药。病程较长或有后遗症的青年患者，又容易自暴自弃、悲观失望，情感变得异常抑郁而捉摸不定。

另外，青年人一般较重视自我评价，自尊心强，任何消极刺激对他们都会是一种伤害。所以应注意调动他们的积极性，尊重他们的个性，及时给予恰当鼓励，对克服困难和与疾病做斗争都能起到良好作用。

与中年患者沟通

中年人既是家庭支柱，又是社会中坚力量。当他们受到疾病折磨时，心理活动尤为沉重和复杂，担心家庭经济生活受影响，牵挂老人的赡养和子女的教育问题，又惦念自身的工作、事业等。他们经常是小毛病先忍，迫不得已才住院，对治疗的配合往往也较被动。

和中年患者沟通，注意劝导他们接纳疾病并认真对待，"留得青山在，不怕没柴烧"。同时让他们认识到，治疗疾病是非常严谨的过程，用药的时间间隔、动态的病情观察和治疗的连续性，是疾病治愈的前提。必要时应反复与其分析治疗特点，使患者主动参与到治疗护理中来，以期尽快康复。

与老年患者沟通

老年人尽管承认衰老是不可抗拒的自然规律，但又都希望自己尽量健康长寿。他们自己不服老，也不希望别人说自己老。老年人一般都有慢性或老年疾病，所以，当某种疾病较重而必须就医时，往往十分悲观，产生无价值感和孤独感。有的老年患者情感变得像小孩一样，为不顺心的小事而哭泣、为某事处理不周而闹心。他们突出的要求是被重视、被尊敬。

另外，与老年患者沟通时称呼很重要，要有尊敬之意。谈话要不怕麻烦，可以谈谈他们的往事；与他们说话时要专心，回答问题语速要慢，声音稍大些。

老年患者中有一个特殊群体——"空巢老人"。其特点是缺乏家人陪护和亲情关怀，显得失落、抑郁。护士在力所能及的情况下，可以多陪"空巢"老人说说话，多一点鼓励、安慰，提供一些倒水、送饭等帮助。这些在护士看来或许是不起眼的小举动，却能让老人感受到家人般的温暖，无疑更有利于患者的治疗、康复，提高患者对医院的满意度（见图5-3）。

与易激动患者沟通

这样的患者，稍有不满就容易发脾气，甚至愤怒地指责他人，有时还会无端仇视周围的人，出现一些过激行为，如拒绝治疗护理、大声喊叫、拔掉输液管或破坏治疗护理仪器，或不断地指使护士立刻为其提供各种检查、护理。

很多护士对这类患者容易失去耐心并尽量回避，甚至被患者激怒，使护患关系变僵。这样反而显得我们护士缺乏应对技巧，也缺乏敬业精神。

对这类患者，正确做法就是积极面对，要知道患者并非故意针对护士。

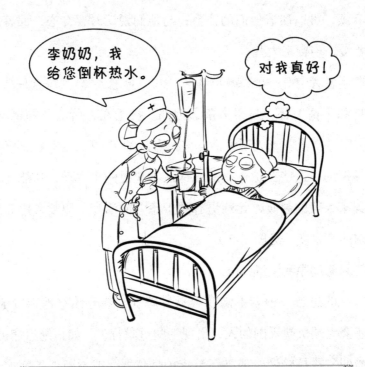

图 5-3 让患者感受到关爱的温暖

往往是患者知道了自己疾病的严重性，以愤怒来发泄焦虑。这种情况下，应视患者行为为一种适应反应，而不是对患者采取指责性的行为，尽量让患者表达和发泄自己的焦虑及其他情绪。倾听、了解患者的感受，对患者遇到的困难及问题及时做出理解性的表示，满足患者的合理需要，缓解患者的愤怒情绪，使患者的身心恢复平静，然后投其所好并适机建议配合治疗，让其了解到医护人员会尽最大能力给予治疗。

也有可能是患者缺乏他人照顾、看望，或者因住院耽误了一些重要事情而烦躁，甚至是将疾病归咎于他人的原因。这几个原因，都可以观察出来。发现原因后，既要安慰、劝说，也要鼓励其积极配合治疗，早日康复出院。

与沮丧患者沟通

当患者经历长期的病痛折磨，多方求医而疗效不佳甚至越来越糟；丧失了工作能力；在经济、生活等方面遇到困难时……都容易沮丧。沮丧的患者情绪低落，常表现为悲观、失望、冷漠、孤独，到处诉说痛苦，为小事而伤心哭泣。

对这类患者，当他们出现沮丧情绪时，如当患者哭泣时，应让他发泄而不要急着阻止。哭泣有时是一种对健康有益的反应，最好能与他在僻静的地方待一会儿（除非他愿意独自待着），可以轻轻地安抚，片刻后给一张纸巾、一杯温水。在哭泣停止后，倾听并鼓励患者说出沮丧或流泪的原因。平时工作中，可以适当多与这样的患者交流说话，鼓励他只要积极配合治疗，就会好起来。使他感受到关爱，重新燃起生的希望，心情"阳光"起来。

与孕产妇沟通

据人民网报道：安徽宿州矿建总院妇产科迎来一位聋哑产妇。因夫妻二人都是聋哑人，而医护人员又不懂哑语。于是医护人员先后写下 30 张小纸条指导鼓励产妇，最后聋哑产妇顺利产子。

只要用心、耐心、细心，具有仁心、同理心，都能有好的方法做好沟通、帮助孕产妇顺利生产。

分娩对妇女来说是一生中的大事。虽说不少孕妇、产妇或多或少学习了一些相关知识，但毕竟缺乏系统的理论及实践过程，所以难免有担心、害怕、焦躁、不安。

无论是待产室、产房，还是在病房，护士都应表现出对孕产妇的极大关爱，注意多沟通、多鼓励，突出孕产妇的"中心"地位。

病房。表达出对孕产妇的关心，检查情况随时向孕产妇反馈。比如，"请问您现在有什么不舒服吗？腹痛吗？我先为您听听胎心""现在您的宫缩已规律，宫口开大 × 指，需要到待产室继续观察，我用推车送您过去，好吗？"征得同意后，小心翼翼地将产妇送到待产室，此时可请家属协助，并告诉家属该做的一些事项。

待产室。为产妇安装所需仪器时应主动告知并沟通："我现在将胎心监测仪为您装上""目前胎心心率正常，胎位也正常，您可以抓紧时间闭上眼睛休息，养精蓄锐，留着力气"。如果助产师或接生医师还有其他产妇也需要照顾，离开时应告知正在服务的产妇，不要让产妇孤独、害怕。"我看看另外一位产妇，马上就过来。"

产房。接生过程中要随时与产妇保持沟通、说话，告知产程情况。比如，"正常的宫缩节律是……您现在宫缩非常正常""生孩子对女性来说是一次人生经历，我们会和您共渡难关"。护士可握住产妇的手，抚摸腹部，为其擦去汗水。

准爸爸陪护时，做好情绪安抚的同时，最好能给准爸爸布置任务，比如让其给产妇倒水、喂吃巧克力、和产妇一起调节呼吸帮助减轻阵痛等。避免准爸爸无所事事地待产时，容易出现紧张行为或话语从而加重产妇的焦躁情绪，不利于生产。

产后。喜得贵子的祝福，自然是我们医护人员应该送上的祝贺。"祝贺您做妈妈了，宝宝很健康、很漂亮！"然后将新生儿擦洗干净，待产妇的胎盘娩出，如有侧切口，缝合处理完毕后，将新生儿抱到产妇身边，促进亲情建立。

另外，护士还要注意：

一定要有同理心。护士对生孩子见得多了，但孕产妇是平生第一回。所以对处于剧烈疼痛中的产妇，绝对不可以有毫无同情的言行举止，甚至眉飞色舞地聊其他事。

接生过程冷静理性。不可以发现一点征兆、苗头甚至猜测就随口说出、大呼小叫，引发产妇不必要的疑虑，加重其精神负担。

接生完应及时向家属报喜报平安。将产妇送回病房后，做好照顾婴儿和产妇注意事项的告知。比如饮食、清洁，婴儿胎便等。还应在合适的时间教导产妇喂奶方法、抱婴儿姿势、更换尿片、清理排便的方法等。

护士场景服务礼仪

护士在不同场景中，面对的是不同情况的患者，医务服务礼仪细节有所不同。护士应该区别对待，以提升工作效率和患者满意度。

查房礼仪

查房是护士的工作，但配合查房并非患者义务，查房前应征得患者同意，把来者介绍给患者，并感谢患者对护理工作的支持和配合。查房过程中，参与者应全神贯注，不坐或倚靠病床、不随便翻动患者物品、不做无关的动作、不干扰谈话者、不随意打断他人说话（尤其在听患者说话时）。对查房时讨论的内容即时记录，做好查房记录。查房时注意避免查体时间过长，让患者疲劳；尽可能少暴露患者身体，防止着凉；在多人病房查房，注意保护患者的隐私，必要时用屏风或隔帘遮挡；不交头接耳私下议论；患者如果有口音、方言或语言表达障碍、生理异常时，都不可以嘲笑或做出让患者误会的表情、举止。

对于卧床患者，查房时可以再次叮嘱他们定时翻身，保持皮肤清洁卫生，预防压疮，以及饮食方面应注意的问题。对于其他有特别注意事项的住院患者，也同样口头上再叮嘱几句。这实际上体现的是对患者的关爱。

晨间护理礼仪

晨间护理动作轻巧、语言亲切、保持微笑，注意尊重患者的意愿。到病房门前轻声推门进入并询问："××您早！天快亮了，我能给您开灯吗？""我把窗帘拉开好吗（待患者同意后再做）？""昨晚您睡得好吗？我帮您洗漱吧？""我给您整理一下床好吗？"边整理边与患者交谈，如"您今天精神不错，能下床活动一下吗？您还有什么事需要我帮忙？"整理床位后，如是可开窗通风的患者，可询问："外面空气很新鲜，能给您开窗通风吗？"（患者同意后开窗通风，冬季开窗10~15分钟后关好窗户）晨间护理完毕时说："谢谢您的合作！""您休息吧，我会定时来看您。"

测血压礼仪

携带血压仪到患者床前。俯身轻问患者："王阿姨，现在到了测血压时间。我给您测一下血压，好吗？"待患者同意后，"我帮您把衣袖脱一下（宽松的衣袖可以直接上挽），扶您躺平好吗？这样测量准确。"测血压的同时询问："您平时血压高吗？今天血压测量是×××，比原来低点。您平时起床不要太猛了，以免头晕。要是感觉不舒服，您按呼叫器告诉我们，我也会经常来看您的。谢谢您的配合！"帮患者盖好被子，交代好后离开并轻声关好病房门。

输液注射礼仪

微笑点头致意并问候"您好"。严格执行无菌操作规范和"三查"（摆药后查、处置前查、处置后查）、"十对"（对病人的床号、姓名、性别、年龄，药名、剂量、浓度、时间、用法和有效期）。严格执行"三查""十对"制度，能最大限度避免护士出错。当然门诊输液时，其中就没有"床号核对"这个程序了。

做好提醒："××，今天我为您静脉输液，请您做好准备。您需要上厕所吗？有需要我帮忙的吗？"

核对治疗单，备好用物来到患者床旁，介绍药物作用及输液目的："××（称呼），您准备好了吗？现在给您静脉输液，您今天输的药物是……，是……（药物的作用）。"

需要患者配合的，语气亲和地明确告知。比如伸哪只胳膊，做什么样的动作；注射的话，注射什么部位，是否要脱衣服等。患者做好配合后，护士应该表达谢意。注射时，为患者做好适当的隐私保护工作。患者紧张时，可以用聊天或让患者做其他动作配合等方式来缓解。

输液或注射可能有什么反应，或者多长时间内需要禁忌某些食物，也应同时告知患者。

输好液或注射完毕后："好了。您先休息一下，如有什么不舒服或需要您告诉我，有事请按呼叫器。我会经常来看您的！"

发药礼仪

推车到病房门口，用手轻开门进入，再随手轻关门，来到患者床前，微笑、轻声问候："您好 / 早上午 / 中午好 / 晚上好！××床（床号）×××（姓名），服药的时间到了。再跟您核对一下名字，×××（姓名）。好的，谢谢您的配合。您的壶里有水吗？来，我帮您倒点热水。"

按处方向患者告知药的具体用法，交代清楚、详细、准确。"今天医生给您开药了，这药是治疗××的，能有效缓解××症状。每天×次，一次吃×片。药如果有改动，我会及时告诉您的。"

当和患者几次接触之后，就不应再以询问的语气确认姓名，而是直接说出床号和姓名，也可适度加入亲属性称呼。

患者如果有疑问，则耐心解答；自己不知道的，询问后再告知患者，而不是一推了之。

手术室

来自《澎湃新闻》的消息：陕西咸阳一位七旬老人在检查中突发脑病意识丧失，经过13名医护人员6小时的奋力抢救，终于把老人从死亡线上"拉"了回来。老人苏醒后，第一时间看着床旁的护士，用手指在嘴边挨了挨，护士询问是否不适，老人摇摇头，指了指护士手中的护理记录单，看了看笔。护士递上纸笔，老人用颤颤巍巍的手写下"护士没吃饭"5个字，让医护人员瞬间"泪奔"。和谐融洽的医患关系，需要互相理解、共同努力。

手术无论大小对患者而言都是人生的重大遭遇，恐惧和焦虑是术前普遍的心理状态，躺在手术台上肯定会有清冷、无奈和无助感。除了做好必要的核对，护士可以根据患者年龄和性别与患者谈论一些轻松话题，来缓解患者的紧张情绪。切忌让患者"赤身裸体"躺在手术台上，这是对患者极大的不尊重。医护人员谈话中，不可以拿患者的身体（胖瘦或生理缺陷）开玩笑，哪怕一个异样的眼神都不应该流露出来。

手术前，认真倾听、耐心回答患者提问，多给患者一个轻松的微笑，态度诚恳地向患者介绍有关手术的情况。

手术中，不谈论和手术无关的事，不高声说话，保持肃静的手术环境。避免说加重患者心理负担的话，如"真没想到"或"糟了"等，也应避免露出无可奈何或惊讶的神情。

手术后，和患者沟通的内容主要是术后的健康促进和健康维护，如注意事项（翻身、咳嗽、生活护理和活动、休息等）。对患者的不适，如疼痛、活动受限和心理反应等，护士应充分理解，同时帮助缓解疼痛，减轻抑郁反应，协助其早日恢复健康。

术前与术后护理服务

手术，对于需要做手术的患者及家属，是既期盼又担心的事情。从患者角度出发，怎样以自己的职责，做好手术前后的护理工作呢？

术前宣教与鼓励

接到手术通知单后，对患者进行手术前的健康宣教，对卧床患者指导其床上使用便器。"××（称呼）您好，我是管床护士××，明天就要给您做××手术了。为了让您适应在床上排便，我跟您介绍一下方法。正确的床上使用便器方法是……（对吸烟患者）为了您的健康请不要吸烟。手术是为了让您更好更快地恢复健康。您不要太紧张，我们医生都很负责，这类手术做了很多，都很成功。"

做好术前准备

根据手术部位和麻醉方式做好皮肤准备，协助患者术前淋浴、换衣服、理发、剪指（趾）甲："××（称呼）您好，我是管床护士××，您明天就要做手术了，现在我为您做皮肤准备并协助您洗头（或术前遵医嘱的其他协助／准备行为），如有什么不舒服，您马上告诉我……"操作中注意动作要轻，照顾到患者的疼痛处。

医嘱需要患者配合的行为，务必交代清楚，比如禁食禁水的事项："您明天做手术，今天晚上10点以后就要禁食、禁水，请您一定记住……您还有什么需要吗？早点熄灯休息。"

手术当天，与手术室交接之前，测量患者的生命体征并记录在三测单上。同时观察患者精神、睡眠情况，核对床号、姓名、性别，做好必要提醒如将活动性假牙、贵重物品摘下。和手术室交接："这是手术室的××，您不用紧张，她接您去手术室。祝您一切顺利。"

术后护理流程

手术完成后，手术室护士及麻醉师将患者护送回病房，管床护士这时应以微笑的表情告知患者手术顺利，各项生命体征正常。然后告知患者休息的体位："您采取……卧位休息，……小时暂不要吃东西、不要喝水。如果您有什么不舒服，请马上告诉我。"如有家属在场，可以提醒"患者术后需要休息，请家属和探视人员保持安静"。

观察评估患者术后的恢复情况，制订功能锻炼计划，指导患者科学饮食，这些都需要护士进行详细、周到的沟通。如患者年龄较大，应一并告知家属，以便一起配合："××（称呼），您现在……感觉怎么样？现在我来指导您进行……功能锻炼……如果您有什么不舒服，请马上告诉我。""××（称呼），您好些了吗？您现在可以遵医嘱进食……，忌食油腻、生冷、辛辣、刺激性食物，禁烟禁酒。为了您的健康，请您配合。"

对患者体现关爱关怀

一位护士在网络自媒体里写道：病房里住着一位老人，脾气非常暴躁，每天给他输液送药老人都大发脾气。对这些我没有丝毫抱怨，更没有不理不睬，而是主动嘘寒问暖，常去病房和老人拉家常，津津有味地听他讲陈年往事。每当看到老人久久沉浸在回忆中，我感到自己的心和老人更贴近了，老人也开始配合输液、服药了。出院时，老人紧紧拉着我的手说："姑娘，你真好，我很想感谢你，想报答你，我下辈子都会记得你对我的好。我这辈子没能力，下辈子还你……"

护士的关爱，能换来患者这样深情的告白，无疑是最高的褒奖。

南丁格尔说："作为护士就应有一颗同情心和一双愿意工作的手。"这句话道出了人文护理的内涵，即在护理工作中要以人为本，体现出关爱与人文关怀，让护理服务更有温度。

医疗处理时

为患者处置前先有针对性的称呼，这是礼貌，也是必要的确认程序。当患者表现紧张，应用和蔼的语气安慰鼓励患者："马上××（处置的项目名称，这同样是在确认），请您做好准备，不要紧张，一会儿就好了。"当医疗处置一次没成功应致歉说："实在抱歉，还需要再做一次。"医疗处理结束时，主动表达感谢："谢谢您的配合。"面对患者的疑问或顾虑，再忙也应适当解释，不能不搭理甚至不耐烦地怼。

来自《北京青年报》的消息：某地的王先生，在医院等待妻子剖宫产过程中被当作痔疮患者做了手术，随即引起社会广泛关注。

王先生之前没有过痔疮症状，在手术前医院也没进行身份核实，当护士要求他脱裤子时，王先生问了一句，护士说"让你脱就脱"。王先生以为是要打进产房的防疫针。在手术过程中没有意识到在进行手术，没有任何对话，他就想着赶紧结束，脑子里想的都是孩子和媳妇。随后当地相关部门介入调查，事发后医院被通报批评，相关责任人被暂停医疗工作。

对打针有恐惧心理的患者，通过语言沟通表达关爱，指导其放松，告知会尽力减轻疼痛感，并以交谈聊天的方式转移其注意力。护士操作要稳、准、快，在其感觉打针疼时已经操作完毕。对于大多数患者都怕的皮试，护士可以微笑、和蔼地说："皮试可能会稍痛一点，不过注射药量很小，一会儿就没事。"同样以转移其注意力的方式尽快进行。

大部分患者输液期间不方便去洗手间。所以输液前应主动提醒："马上要给您输液，大概需要 2 个小时，这期间不方便去洗手间。要不要先去一趟洗手间？"

对于输液或住院缺人看护的患者，巡视时可以主动询问，有什么需要帮忙的。比如，订餐、接水，甚至帮忙盖好被子，都可以让患者的心灵倍感温暖。

住院与手术

新入院的患者，会因陌生而感到孤单、焦虑。在护士站办理手续后，接诊护士尽快把患者引入病房。在引导患者进病房的过程中，可以主动帮助患者拎包、提取重物。到了病房主动为患者介绍病友，以及病房的设施。同时，管床护士第一时间看望患者，做好自我介绍以及入院当天相关的检查治疗、安排患者衣食住行、通知主治医生到场。使患者感到医护人员的体贴和周到。

对治疗或手术担心的患者，管床护士可以从医疗专业角度进行解释，多一点鼓励和安慰，让患者和家属尽可能放松、放心。特别是情绪消极、情绪不稳定的患者，则应多留意，适当多开导、多安慰，以让其积极面对治疗、尽早康复。

鉴于护士有一定专业性，及与患者接触的时间长，来自护士的鼓励往往比家属的作用更好。比如，针对手术后的康复性治疗，患者及家属往往顾虑重重。而护士的悉心指导、积极鼓励，不仅是关爱，更能达到医疗预期效果。

患者出院前，做好有关出院和卫生健康指导，并祝早日康复，忌说"再见""常来啊""一路走好"等。

沟通中的关爱

和患者沟通中，语言的内容和语气都应考虑不同场景及患者的感受，避免出现生气或不耐烦的话。比如术前和术后，应是温和、关爱、鼓励的。

即使拒绝也应有温度，不要"冷冰冰"。比如，护士正忙，患者焦急等待护士帮忙做一件在护士看来并不急切的事情。相对来说，护士认为手中的工作更紧急，患者的事可以稍等一下；但患者不一定这么认为，他认为护士手头的事可以稍后。患者如果被直接拒绝，或许会认为护士很冷漠、无视自己的请求。护士如果用关爱的语气商量着说："请您稍等一下。我处理完马上为您做，您看好吗？"而如果生硬地说："叫什么叫，没看我在忙吗？"就显得冰冷无情。尤其输液室的护士往往特别忙，四处求助声，护士更需要耐心、理性，有条不紊地处理。

反歧视也是关爱

某些传染性疾病，如"艾滋、乙肝、梅毒"等，因认知原因，人们难免有歧视心理。

我们护理人员是专业人士，知道这些病毒的传播方式，护理工作中只要做好正常防护、按流程操作就不会被传染。要做到反歧视，我们需要注意什么呢？

在护理或医院内交往时的空间距离、说话语气、沟通方式都应和其他患者一样。做好必要的科学防护，但不应过度防护，否则就是歧视的无声表达。交往或护理中不要有特殊的表情或举止，如盯视、斜视、皱眉、叹气等。避免在有其他患者在场的情况下谈及疾病名称。不应在工作中与其他同事非议患者的疾病；而当自己身为"其他同事"时，即使听到也不应有特殊关注的举止表情。

即使其他患者对此有意见，护士也应正常处理。必要的时候可以简单、礼貌地向有意见的其他患者私下解释（传染途径、稳定期的传染性等）。

如因患者的疾病或病毒携带的原因需要有特殊护理的，应私下和患者或家属沟通解释，以获得理解与支持。让患者不被歧视，也正体现了护理人员的关爱及高尚的人文精神。

需要打电话通知其回医院取药，注意用语和语气，我们的沟通不要情绪化，同时也要注意表达得适当"隐晦"一些，不要也不必直接在电话中说出疾病的名称。

护士电话礼仪

护士职业的特殊性，决定了工作中的电话形象，也和仪表形象及举止言行一样重要。

工作手机礼仪

现在，很多人都患上了"手机综合征"：手里不拿手机就不习惯，不看一眼手机就觉得不踏实，坐下不刷刷朋友圈或视频就觉得少了些什么，可谓"一机在手，天下我有"。

和其他群体不同的是，医护人员的工作性质决定了必须更要注意手机礼仪。工作中，如查房、医疗处理时，带着手机无疑是对工作的极大干扰。

工作时间在岗位上杜绝玩手机，包括发朋友圈、看视频或发布自媒体内容。

接打手机时，注意控制音量。调低手机铃声音量，包括彩铃，在医院这样的工作场所，护士必须做到尊重患者。

护士座机礼仪

工作时间内，私人电话应三言两语解决，尊重患者、尊重职业，也是尊重自己。

接咨询电话、患者来电，电话响起的第二、第三声接起，然后自报家门"您好 + 医院名称简称"。所在电话是分机，则说"您好 + 部门名称"，如"您好，住院部"。

接电话的音量能使对方听清即可，音量太大是对患者和同事的打扰。

有必要一边听一边做记录。遇到听不清的地方，跟对方说："我刚才没听清，麻烦您可以再说一遍吗"，但不宜说成"您刚才声音太小 / 信号不好，麻烦您可以再说一遍吗"。

工作中不论多忙，都不能用拔下电话线的方式拒接电话，也不应接电话时以忙为借口敷衍。

对于找人的电话，尽快走到要找者面前轻声告知："有您的电话。"隔一会儿仍没来接，应再催一催，不能让打电话者一直在等。若对方找的人正好不在，客气地告诉对方并询问是否需要帮助或转达。要找的医生或护士正在给患者治疗或护理时，在问过对方的姓名后，可以请对方稍后再打过来，不要随意私自把医生、护士的私人电话或微信号给对方。

由于每个人的表达能力不一样，而且同一种病症在不同人身上的症状也不尽相同，不同病症也可能是类似症状。所以电话中的解答应适可而止，避免胡乱猜测或主观臆断而误导患者。应该建议患者尽快来医院请医生确诊，以免耽误病情。

护士站接电话，应该做好电话内容的记录，特别是关于症状、药名、剂量、服用方法或者需要做检查的项目名称、患者姓名、床号等内容。记录时要规范和清楚，以保证即使繁忙，也不会出现"张冠李戴"等差错，从而提高服务效率。

呼叫器可以说是一种特殊的"专线电话"。护士必须提前向患者介绍使用时机、方法。听到呼叫，用最快的速度到达相应床位。可接听的呼叫器响起时立即接听，态度文明、语言礼貌，不能说"你等会儿""我一会儿就来"，而要让患者有安全感，回答"好的，我马上来"，随后立即到患者处。同时，呼叫器不是分身器，护士还是得经常巡视，第一时间了解情况、排除意外。

与医生交往沟通礼仪

近20年的培训工作中，我发现有些医院有很奇特的现象，就是个别护士"特别牛"：医生下达的医嘱，护士不及时执行！

其中的原因，有的是医生比护士年轻，护士不服气；有的是护士对医生个人有成见……

工作中不应夹杂私人成见，而且每个角色都有明确的职责定位，执行医嘱是护士的本分，不可本末倒置。即使心情不好，也绝不能因此影响工作，何况自己的身份是人命关天的"白衣天使"！这已经不是个人的素质问题了。

这样的不良行为，耽误的是患者，受害的是整个医院的形象。现实中有太多因为护士马虎对待医嘱而出事，甚至因此承担法律责任的例子。

人们常说，三分治疗，七分护理。说明医生与护士的关系是紧密合作、相辅相成的。"大夫和莽夫，中间就差个护士核对医嘱"，医生如没有护士，医嘱执行不了；没有护士核对，极大增加了出错的风险。而护士如没有医生，则不知道该从何着手。

与医生的互补合作

医生侧重于对疾病的诊断和治疗，而护士侧重于对身心护理问题的处理，都是为了患者。

在患者眼里，医生对疾病的治疗至关重要，很在意主治医生的医术、医德。而护士处于患者与医生之间，所以不能做有损患者对医生信任的事。如果患者或家属对医生工作有误解而向护士反映，护士一方面耐心倾听，以同理心做好患者或家属的安抚。另一方面，尽可能将医生的做法按照对病情有利的方面解释。向患者介绍，医生是根据病情需要或某种原因，采取这种做法的，做好医生的补台工作。同时迅速和医生取得沟通，让医生对患者或家属做进一步的解释工作，消除疑虑。不可以在患者面前评判医生的行为，造成误解加深，激化患者对医生的不满甚至由此产生医患矛盾。

即使医生在开医嘱或工作中有失误，护士也不应该背后私下议论医生的过错、评头论足，甚至讽刺、讥笑。"目中有人才有路"，才能跟医生和谐地"医路同行"、处处祥和。

医生的口头医嘱或临时医嘱，护士即使再忙也要听后向医生复述一遍，以便确认无误，绝对不可以"我以为""肯定是那样"。同时，这样也可以最大限度地避免口头语言的不严谨，帮医生避免不必要的失误。医生开出的医嘱，应在医嘱提示本上登记后，交给主班护士。护士应认真审阅查对，严格按医嘱准确执行，不得擅自更改。执行后观察疗效与不良反应并记录，及时反馈给医生。

医嘱除了向医生确认，也应向患者确认，以最大限度避免可能的出错，这既是为自己负责，也是为医生负责。

维护医生权威

鉴于医生的专业特点，护士应注意维护医生的权威和自尊，以增强患者的信任和信心，共同守护患者的健康。

临床中对医嘱有疑问时，如使用药物遇到的配伍禁忌问题；药物的浓度、用法、剂量写错的问题；没有经过过敏试验直接开医嘱应用的问题；患者病情已变化，原医嘱没有改动等，即使是名医、老专家，我们护士也应尽快沟通，如碍于医生的权威和形象而默认这个错误，最后出了问题大家都要承担责任，同时也让患者承担了本可避免的意外风险。护士向医生了解、询问、确认，应在没有其他人至少没有患者或家属的情况下，以询问的方式来交谈，如："李医生，我想和您确认一下这个药物的剂量、用法。""王医生，您开的这一条医嘱，我这样理解对吗？""×医生，您开的医嘱，您看对不对……"切忌把主观看法、埋怨、责怪甚至挖苦的情绪渗入谈话中，如"怎么开的医嘱，让我们怎么执行？"（见图5-4）

医生配合护士时也可能产生工作失误，比如应集中时间开的医嘱却是分散开的；医生对病房管理制度不熟悉，经常用完为患者体检、治疗的物品、器械后不放回原处等，造成工作环境杂乱，或影响抢救患者时物品的使用。这时就应及时和医生个别交谈，如"赵医生，您可能刚刚来到咱们病房，不太熟悉这里的情况，您刚刚落在××处的××物品、器械，我已经放回××处了，请您下一次别忘了，用完放回原处"。这样以善解人意的方式、礼貌地与医生沟通，医生自然很乐意配合你的工作，共同遵守规章制度。

维护医生的权威就是维护医生的形象。其中还包括被很多护士都忽略的细节。比如在住院部，当管床医生和患者初次见面时，管床护士有主动把医生介绍给患者的责任。另外，有上级医生在场时，主管护士也应该把上级医生介绍给患者。

相互尊重理解

新收一位患者，管床护士小高催孙医生快点出医嘱。孙医生不满地说："催什么催，没看到我正在开吗？"小高有些不满，转身就忙

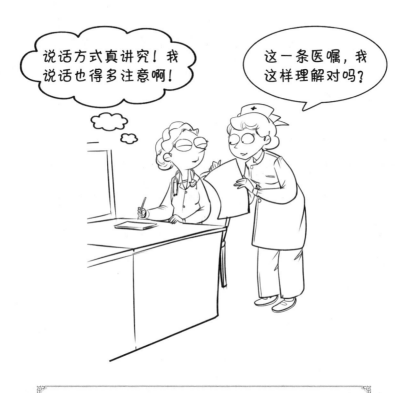

图 5-4　护士应注意维护医生的形象

其他事了。医嘱出来后，患者亟须查血。小高刚好在给患者吸痰。孙医生不高兴地说："刚才还催我呢，现在自己又慢吞吞的。"小高有些生气，和孙医生吵了起来。

护士、医生之间，最能明白对方岗位的难处，所以工作中应多一点相互理解，杜绝矛盾。比如，医生开处方尽可能一次开完，避免一次次开，导致护士一趟趟跑腿去药房拿药。护士在医生夜班休息时，如果不是很特殊的情况，尽可能不要叫医生起来处理。

对人尊重与平等，这是与人相处最基本的态度。

大家都是为患者服务，所以工作中必须摒弃私人情感，不要戴有色眼镜看人，相互理解、相互尊重，而不是针锋相对。

向医生报告病情

护士发现患者的病情或症状有变化时，应第一时间告知医生。非紧急情况下，进医生办公室先敲门，即使门是开着的。报告时说清楚哪位患者、具体情况，如"刘医生，××床××患者的病情有变化，血压下降，您看怎么处置"。如果此时医生正在书写病历文件或讨论病例、查阅资料，需要安静的办公环境，切忌在门口大声叫喊。而是快速走到医生面前说"××医生，××患者现在病情又有变化，您看一下吧"。

当医生正与他人交谈时，在双方交谈间隙礼貌地插话，向谈话双方道歉："对不起，打扰你们了。××医生，××床××患者的病情突然有变化。"

向医生报告病情要如实汇报，不加个人观点、不批评他人的看法。同时根据病情，准备好必要的药品、器材，做好相应的准备工作。

当医生在病房里和患者家属交谈时，汇报病情应注意无负面影响，如所报告的病情与原来诊断有出入，更要谨慎，将医生请出室外再详细说明。

护士交接班礼仪

患者的治疗工作是连续性的，但护士的工作却有换班的情况。怎样最大限度地保证护士工作的连续性，避免因换班而造成的纰漏呢？

交接班注意事项

交接班务必严谨、认真、仔细，做到交得清、接得明，而不只是口头交接。

交班前护士长应检查医嘱执行情况和危重患者记录，重点巡视危重患者和新患者，并安排护理工作。

值班人员必须在交班前完成本班的各项工作，做好各项记录，处理好用过的物品，为下一班做好用物准备。遇特殊原因未按时完成，委婉地向接班者讲清楚，以求得体谅并致谢。接班者也应对交班者完成的本班工作表达谢意。

接班者提前15分钟到科室阅读分管患者的护理记录，了解患者情况，交接物品，未交接清楚前不得离开岗位。

病房交接，必须认真详细，对患者必须逐个进行床旁交接。例如，发现病情、治疗、器材物品等交代不清时立即查问，接班时发现的问题由交班者负责，接班后发现的问题应由接班者负责。同时接班者应有宽容大度精神，对于上一班疏漏的工作在告知对方的情况下，及时补救，充分体现互相帮助、友好协作的团队精神。

晨间交接班时，由夜班护士重点报告危重患者和新患者病情诊断以及与护理有关的事项。

早晚交班时，日夜班护士应详细阅读交班记录，了解患者动态，然后护士长和交接班护士重点巡视患者，做床前交接班。

各种护理记录及时、准确填写，字迹工整，内容及格式按统一规定，由当班护士将患者的生理、心理状况、治疗护理落实情况等，记录在护理记录单上，特殊情况在交班报告上填写索引。

交接班其他要求

对于集体交接班：交班者写清书面记录，讲清口头交代。所有参加交班会人员准时到场，穿戴整齐，并排站立，认真聆听，交班结束前不得离开。

对于个别交接班：坚持床旁交接，做到交班清楚，接班仔细。还要注意10种不接交班的情况：穿戴不整齐时，有危重患者抢救时，患者出、入院或死亡、转科未处理好时，床边处置未做好时，皮试结果未观察未记录时，医嘱未处理时，物品数目不清楚时，清洁卫生未处理好时，未为下班工作做好用物准备时，各种记录未完成时。

护士岗中行为禁忌

护士的工作，其实是一个团队的工作。护士和医生之间、护士之间、护士和患者之间，工作行为上有不少禁忌需要避免。

护士小张不小心把手弄破了，护士长就去帮小张给患者输液。当护士长系好止血带，消完毒准备穿刺时，患者突然说："我不要你扎，让小张给我扎吧。"护士长一愣，不知怎么办才好，表情上有几分尴尬。小张赶紧说："大爷，今天我手破了，特地请我们护士长来给您输液。我的技术还是她一手教出来的，她还是咱市十佳护士呢！"

尊重的话语、诚恳的眼神，令护士长很感动。

假如小张说："人家是护士长，还能比我差？"在这种心态支配下，会让护士长难堪，并产生强烈的反感，同时患者心里也会不痛快。

相互拆台。护士的工作，需要相互支持、配合才能更好完成。所以，不管是和其他护士、护士长，还是和医生，工作中应该相互补台而非拆台。否则不仅给患者的治疗带来不便，同事之间也必然心存芥蒂，最终影响的是整体工作，甚至带来医疗事故。

患者住院了，管床医生一直没来。患者在主管护士面前嘀咕时，管床护士告诉患者"张医生一直在门诊，门诊量特别大，中午都顾不上休息。但现在的护理、用药就是张医生下的医嘱，张医生随时在关注您的情况，很快会来看您的"。这样解释，相信患者不会再有意见。但如果护士不负责任地说"哦，他呀，忙得很！""还没来吗，我就不知道了"，必然会让患者不满，影响医患关系和医护关系的和谐。

依赖呼叫器，忽视巡视。巡视患者是护士的责任。从某种意义上说，呼叫器鸣响、红灯闪亮就是命令，必须及时处理。护士不能因为有呼叫器而将护理工作转嫁给患者和家属，减少巡视。护士站内红灯频闪，表示护士工作忙乱和被动，红灯是应该减少的。患者的药液何时输完？输液是否顺利？患者是否需要排尿？护士心中要有数，主动多巡视、多查看。

请假随意。医疗工作有其连贯性及特殊性，特别是护士之间的连贯无间隙工作，对患者来说非常重要。所以护士有事或身体不适请假时，应提前申请，同时务必做好交接工作，绝不可随便请假。

在医院大声说话或打闹。保持病房的良好秩序是护士必须首先做到的。在医院里工作时不开玩笑、不打闹、不在病房大声讲话，创造整洁肃静的医疗环境。

串岗聊天、玩手机、干私活。这样的事不少护士都有。不忙的时候可以在岗位上暂时休息或做工作准备，但不应干私事。这些事很吸引人的注意力，很容易因此忘了下一步要处理的工作。所以工作中必须杜绝这些现象发生。

和患者有非正常的医患关系。医疗工作中必须和患者保持正常医患关系，不能夹杂私人情感，否则既影响医疗判断，也容易让其他患者心生不满。包括不在患者面前谈论医院职工之间的是非问题，不通过患者私人关系买卖商品或办私事，不与异性患者交谈个人情感方面的话题等。

患者违反院规的情况，粗暴呵斥、简单拒绝。违反院规的患者及陪护，护士应以"患者健康维护者"的姿态，将违反院规可能出现的不良后果一一阐述并举例说明，既强调院规又尊重患者的自尊心。对明显干扰正常治疗，影响到其他的患者及陪护的情况，护士应立即针对其行为提出批评，如在病区内吸烟、高声喧哗等。注意批评时对事不对人，强调这种行为可能造成的后果，而不是指责患者或陪护的品行。

直白地说"你不懂"或"你不知道"。当患者和自己意见不一致时，应暂时回避话题，保持冷静，避免刺激患者。但对于必须说清楚的事，可以先肯定患者意见中正确的部分，或替患者找出客观理由后，再以委婉或商量的口气说清楚自己的意见。

以职务身份发布有违职业形象的言论。医护人员由于身份的特殊性，在任何以职务身份出席的场合，都不可以有违反医务工作者形象的行为或言论，尤其现在自媒体发展到了泛滥的程度，有些人为了"红"，网上发布的内容不顾职业形象和职业尊严。我们护士在分享或参与创造网络内容时，务必严守职业形象和职业尊严的红线、底线。否则，不仅伤害医院的形象，还有损医护人员的整体形象。

据《澎湃新闻》的消息：一位护士因在微博以其职业身份发布不当言论，被所在医院罚款 5000 元并按照规定开除。

另据中新网报道："××县人民医院一护士上班期间玩直播"事件引起广泛关注。当地官方随后通报称，涉事护士已向医院提交辞职报告，科室护士长及带教护士被处罚。

小提示大道理

护士优质服务，提倡做到"七声""八点"：患者初到有迎声、治疗时有称呼声、操作失误有歉声、患者合作有谢声、遇到患者有询问声、接电话有主动问候声、患者出院有送声；嘴巴甜一点，微笑露一点，脾气小一点，动作快一点，效率高一点，说话轻一点，做事多一点，理由少一点。

第六课

优质医生医技服务礼仪

THE
SIXTH LESSON

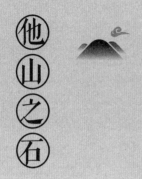

他山之石

自古有训：不为治国良相，便为救人良医。

据中新网报道：山西活血化瘀研究所医院 97 岁高龄的北大才女于载畿仍在出诊。她首创中西医结合非手术疗法治疗宫外孕，被推广至全国各地，曾受到周恩来总理的接见。

"真的是个工作狂，一天 24 小时她 20 小时都在工作"，熟悉于老的人这样评价。于老年轻时，好几次怀孕都因为忙于工作而导致流产，终生未育。她从医 70 年，帮助上千名女性生育。

于老时常挂在嘴边的一句话就是："不工作，毋宁死。"每周还坚持出门诊 5 次，有时遇到雨雪天，同事们害怕她路上出事，不让她来，她还要打电话，如果知道有患者等着还是会过来。

于老很好地践行了"以患者为中心，以疾病为中心，医生的职责就是治病救人"的理念，告诉我们什么是"医乃仁术、大医精诚"。把自己的一生奉献给了祖国的医疗事业。

还记得医学生入学时的宣誓吗？

健康所系，性命相托。

当我步入神圣医学学府的时刻，谨庄严宣誓：

我志愿献身医学，热爱祖国，忠于人民，恪守医德，尊师守纪，刻苦钻研，孜孜不倦，精益求精，全面发展。

我决心竭尽全力除人类之病痛，助健康之完美，维护医术的圣洁和荣誉，救死扶伤，不辞艰辛，执着追求，为祖国医药卫生事业的发展和人类身心健康奋斗终生。

医生手握的是患者的生命健康乃至家庭幸福，需要以专业技术和良好医德来治患者的病，以优质的服务暖患者的心，以实际行动践行医者的责任和担当，让人民更有"医"靠。

岗前准备与接诊致意

医生的工作量大，工作压力更大。但现在以患者健康为中心的整体护理模式，要求医护人员不仅治病救人，还要尊重、在意患者的心理感受。这无疑对医生的工作提出了更高要求。

岗前准备

各科室医生应提前到达诊室，做好各项准备工作。

心理准备。医生是医疗工作的关键岗位，也是对患者影响最大的岗位。不管是门诊还是住院或急诊医生，都应严谨认真、重视患者，与患者共情。

严谨认真。对医术精益求精、对工作认真负责，细心、耐心、精心地对待每位患者；更要有爱心、同情心、医者仁心，不敷衍、不推诿。

重视患者。患者往往是怀着一颗"朝圣"的心来见医生，医生应尽可能体现出对患者的重视，诊疗中不时地用亲切的眼神关注患者，也是重视的表现。

与患者共情。患者到医院就医，不仅希望通过医生的治疗解除症状，同时也非常希望在医护人员的理解与帮助下缓解、释放心中的不安与焦虑。所以还应满足患者的情感需求，包括对患者表现出同理心，给患者抒发焦虑的机会，并给予开导、安慰、解释等。

个人情绪准备。学会转变角色，不把个人不良情绪带到工作中。为让患者和自己都有好心情，冬夏季节注意室内温度的舒适性，做好诊室内的通风换气。室内适当摆放植物。

工作环境及设备准备。清洁并整理桌面，按规定摆放血压仪、体温计、压舌板、免洗消毒洗手液等与工作相关的仪器物品。摆好患者座椅，铺好检查床具，备好备足书写用笔及相关材料，确保电脑设备能正常使用，等等。

个人准备。将个人用品放入专门的个人收纳柜中。换好白衣，整理面容，戴好防护口罩。

除了常规的准备，对于特殊类型医院如妇幼医院，接诊或化验窗口还可考虑为带孩子的家长准备更方便的座椅，比如座的下方可以设计成有台阶式的，以方便抱着孩子的宝爸宝妈搭脚。

检验、影像等医技岗位。药品、物品是否按规定有序摆放，标签类别是否清楚，当天所用物品是否备齐，仪器设备是否正常。洗手、修剪指甲。

手术医生。应再次熟悉患者及手术安排等业务内容；安排好相关协助人员；同时做好消毒工作，剪指甲、洗手，并对手臂等裸露部位做全面消毒清洗；准备消毒后的手术用具等。

在诊室时，准备就绪，坐回座位，深呼吸调适心情，保持微笑。开启电脑，开启叫号机，开始一天的患者接诊工作。

岗中恭候

一切准备就绪，就应在岗位上恭候患者了。

医生的坐姿，患者可以看到，所以需要适当注意。上半身直立，面朝患者方向。女医生双膝应并拢，双腿可以一起放中间或放一侧。男医生双腿分开不应超过肩宽。坐的时候，不抖腿，不架"二郎腿"。

恭候患者时，应避免东张西望或手机里播出声音。当看到患者过来，将恭候状态转为接诊状态。

医生门诊接诊礼仪

张金哲院士给患者看病有个习惯。对每一位来看病的患儿及家长，他都要起身相迎："你好，请坐，我是张医生，您有什么问题？"张老告诉年轻的医生，见到患者第一面要礼貌地先说这样几句。"我的老师当年就是这样要求我的。"张老说。当看完病后，他还要起身相送。从医70多年，这个习惯也坚持了70多年。张老以自身行动给年轻医生做了最生动的榜样。

患者一进诊室，医生就要以眼神关注、微笑点头致意，并示意就座。条件允许的话可以欠身迎候，特别是年轻医生面对年长患者时。还可以有简单的自我介绍，"您好！我是×医生，您请坐"。

接着请患者叙述病情、困惑，尽情释放内心的恐惧和压力。在这个过程中，医生应该与患者有眼神交流，并不时点头回应，同时用"嗯""行""别着急""您慢慢讲"等话语来做应答，以示理解、感同身受。避免一声不吭甚至头也不抬地一直写东西，或只顾着往电脑里登记。

医生应做到首诊负责制。有特殊情况，与患者解释清楚或和有关人员详细交班。对需要留院观察或抢救的患者，与急诊科医生做好交接。不可以推诿或看"人情号"、"搭车"开药。

问诊中，医生还应注意询问患者最近有没有在服用什么药，尤其是老年患者。有些患者可能因其他问题在服用某些药物，医生如不问，患者往往想不起主动说，或者意识不到药物的配伍禁忌问题，有些药一起服用会有不良反应或对身体器官有损伤。所以，多一句询问，多一点关爱。

医生和患者沟通病情或检查时，要注意保护患者隐私。在诊室内做检查涉及隐私而边上有其他患者，护士没顾得上疏导时，医生有责任做好疏导，跟室内其他患者说："麻烦各位到外面等候叫号，咱们一个个看。"这样的表达，既保护了患者的隐私、尊重了其他患者，又保证了相对清静的就诊环境。

接诊中将患者病情告知清楚，向患者交代所做相关检查或治疗的目的，耐心回答患者疑问。

某女星在其微博中提到：在某知名三甲医院看病时，问医生"是什么原因造成的？"医生却很蹙地回答："还要告诉你地球是怎样造成的吗？"致使她无奈地感叹："好歹也是全国一流的医院，怎会这样的态度？每个行业都有行业的职业道德，做医生的也得有个医德……对得起你领的薪水和你身为'医者'的头衔……"

医生在诊室给患者检查前，应更换一次性检查垫，来不及时可礼貌请患者自取检查垫并铺好。当着患者的面洗手；检查时可能会出现不适反应的，做好必要的提醒。

可以根据不同的患者，注意不同的交流方式，使接诊更高效。不是对任何患者，都是一样的表情、一样的说词。

比如，农民患者对医生的话较为言听计从，检查中可以赞美他们的手："这可真是咱劳动人民的手，这老茧，都是这些年累的吧，农活忙得怎么样啦？"瞬间医患距离就近了。

而老年人会不断陈述病史，甚至狂数历史："我从30多年前就开始高血压了，然后……""想当年……"有时候这种倾诉是不自觉的。医生就需要多回应几个"不容易呀！""这样，您先等一下再说话，咱们量量血压"。

而幼儿，则需要说得简单些，并多以玩笑、鼓励的方式，获得他们的配合。

张金哲院士在诊疗中，非常重视患者的"区别"对待，以求得到最佳效果。在做检查的时候，孩子有时不能配合，张老就会给孩子变个小戏法儿，或拿出个小玩意儿，作为孩子乖巧听话的奖励。孩子的注意力分散了，检查就能顺利进行了。张老风趣地说："你玩儿我的小玩具，我就摸你的小肚皮。"

医生给患者提供治疗方案前，应让患者或家属一起参与治疗方案的确定。如需手术，告知患者所需手术的术前准备和术后注意事项。对于需要住院的患者，告知所需的住院押金、开具相关住院申请、办理住院手续所在位置等事项。对于医生来说这些都是小事，但对患者来说这是大事，而且也不是谁都懂这些流程。医生多说一句话，患者少跑很多路，这也是优质服务的生动体现。

接诊开药时做一些必要沟通：自费还是医保。需要花费较多时，最好提前告知患者大致的金额。当患者的钱不够时，可以建议患者，要不要先少开几天。

需要化验时，告知化验需要注意的事项，如需要空腹（前一天晚饭清淡，晚 10 点后禁饮食），需要憋尿等。并告知化验室在医院什么位置。告知患者拿到检验报告单后再来诊室，再来诊室是否需要挂号也应一并告诉。

需要输液时，医生有责任做好提醒工作。比如，会有引起胃肠刺激反应的药物，应提醒患者提前吃点东西，避免或减轻不良反应。

给患者开的药，如有特殊的服用要求、禁忌或注意事项，包括中药煎法的特别注意事项，除了可以在处方单上标注之外，还应再向患者或家属交代清楚。

需要复诊的，患者离开时告知下次复诊的具体时间及包括饮食在内的注意事项，同时向患者做好卫生宣教。

做医疗处置时或手术中，应态度认真，不谈论与处置或手术无关的事，不高声讲话（患者听力不好时除外），保持安静严肃的操作环境。

一位网友在微博上感叹：当年做手术时躺在手术台上，听到主刀医生与旁边的医生聊昨晚饭局的事，还问他酒喝高了没有。天呀，心里那个拔凉的……（见图6-1）

如是需要复查或继续治疗的，应提前告知患者。若复查周期或下次来治疗时间正好不是自己的坐诊时间，这时应告诉患者自己的坐诊时间，以方便患者下次安排好合适的时间来找自己，以方便复查或继续治疗。如患者已说下次来的时间，又正好不是自己坐诊时间，告诉患者可以找哪位医生。患者情况复杂或特殊的，如条件允许，还应提前和其他医生做好对接。

诊疗完毕，医生可以说句叮嘱或祝福的话，如："回去按时服药，别抽烟，注意休息。""回去好好休息，按时服药，早日康复！"再继续接诊下一位患者。

另外，门诊医生即使到了下班时间，但对已缴费、挂号患者，仍应耐心服务，杜绝不耐烦、推托。

医生急诊室礼仪

急诊急诊，急在分秒之间，是情况紧急者的就诊区。急诊最大的特点就是不可预见性，随时都有意外的发生，还具有应急性、综合性、不间断性。一旦碰到危重患者，都是在与时间赛跑、为生命接力。

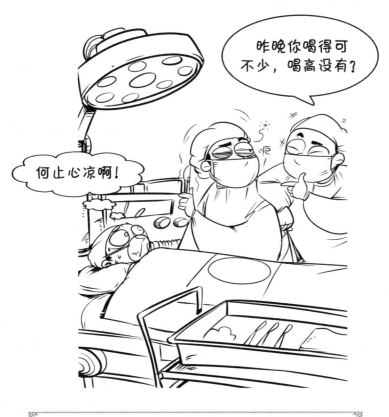

图 6-1 医疗处理或手术时态度应认真

一视同仁。患者，只有病症及身份的不同，没有人格尊严的差别。作为救死扶伤的医者，不应有区别对待。

提高效率。有急诊患者来时，医生就要分科、联系相关医生，尤其到了夜间，这些事相对来说更需要时间。往往有些患者并不理解，认为来医院就应该马上给我治，稍有怠慢，甚至就会有患者或家属出言不逊。毕竟来急诊的，在患者或家属看来都是人命关天，谁不急呢，情绪不好也情有可原。这时急诊室医生就需要多一点同理心，在力所能及范围内满足患者需求，除了赶紧组织治疗外，还要一边安抚患者及家属情绪，一边诊察病情。

给患者信心。医生的一句话，对患者至关重要，能让患者清楚地了解病情，知道应该做什么、还能做什么，别让患者觉得只能听天由命！信念是世界上最强大的东西，时刻给患者一个希望，一个坚定的信念，才能与医生一起战胜病魔，奇迹或许真的能发生。

讲究表达方式。在急诊室，当患者还慢慢"诉苦"时，医生应使用鼓励性语言让患者继续诉说，以获得更多的信息。当患者把话题扯远，医生可以说："这些我了解了，您还有其他不舒服吗？"将话题拉回，切忌说"你别跟我说这些"，这可能会让患者感到无所适从。另外，鉴于对病症认知及接受程度的不同，医生在介绍病情时，应该注意表达方式，用患者能接受的方式来说，而不是过于直白，否则可能会让事情变糟。

70 岁的老刘突然感觉胸口憋气，走路有些喘，但又不明显。儿子赶紧带着父亲到医院急诊。

"肺源性心肌病并发心肌梗，最好马上手术治疗。"当医生经过检查、化验之后，将这个结果硬邦邦地甩出来。没有任何心理准备的老刘一下坐在椅子上，半天没站起来。

坚强的老刘仍然调整好自己的心态。他相信只要快点手术就能获救。

一天后，一位责任医生说"需要会诊讨论治疗方案"。等了两天又说需要请一位专家来加入方案讨论。第三天、第四天……入院一周后，这位医生对老刘说："你也看见了，我们这么多专家一起讨论了很长时间，你的病要想治好是不可能的了，因为年纪太大，如果要手术，麻醉这关你就挺不住。"

从那以后老刘再也不配合吃药，拒绝治疗，也对医护人员的话很反感。

医生如果说："肺源性心肌病并发心肌梗是一种慢慢积累成的疾病，您之前没觉出这个病的严重性，是可以理解的。您想马上手术，我很佩服您的勇敢，不过手术需要全身麻醉，您目前的身体状况，麻醉药对您心脏就是个考验。不过呢，咱还可以药物治疗啊。合理地吃药，也可以让您的身体恢复起来。"效果肯定会完全不同。

与急救中心医生做好对接。急诊室经常会接收急救中心送来的患者。这时候，急诊科（室）医生要认真听取急救中心的急救医生对患者病情的介绍，了解当时的处置情况，以便更好地为患者做进一步检查、诊断。

急诊室来了个喝醉酒的患者，患者一动不动。患者家属以为只是喝醉酒睡着了。但急诊医生听了急救中心医生的介绍后，据经验判断，情况并不是家属说的那样。一查看才发现患者因呕吐物堵塞气管而窒息，当时患者已神志不清，处于昏迷状态。于是医生马上将患者推进抢救室组织抢救，患者脸色这才由紫色逐渐变红，大约1小时后才清醒过来。

事后，家属也非常感激医生。如果不是急救中心医生、急诊医生负责任地对接和专业诊断、即时处置，患者可能已经和家人"阴阳两隔"了。

急诊室，人命关天。手术或治疗的前、中、后，在患者、患者家属面前，医护人员之间务必注意谨言慎行，不说和救治无关的话，避免用消极的语言和语气，以免产生不必要的误会。务必做好相关病历、医嘱及家属签字手续的材料填写。

医生病房礼仪

患者住院后，管床医生应尽快去看望患者。管床医生初次见患者，管床护士没有把自己介绍给患者或管床护士不在场时，管床医生应主动向患者介绍自己是谁，来干什么。另外，管床医生和上级医生一起为患者诊断，管床护士没有为上级医生介绍时，管床医生有把上级医生介绍给患者的责任。管床医生初次见患者要做好必要的问诊与记录，体征指标的检查核实，并与患者及家属做好住院事项的进一步沟通。

当患者呼叫时，哪怕半夜都不应有不耐烦的情绪——患者呼叫无小事。

从某种意义上来讲，手术做得漂亮，并不能说明就是尽职的医生。做好术后指导、体察患者情绪、关心患者病症情况并做好相关提醒，才算是尽职尽责的医生。

有一位刚刚成功做完心脏支架手术的老人，出院当天，小孙子来病房接爷爷回家，老人一高兴，弯腰抱起迎面跑来的小孙子，当时就疾病复发，抢救无效去世了。事后，悔恨的医生们自责："要是早点说术后注意事项，也许就不会这样了。"

同样是刚手术完的老人。家人接老人回家，抬着担架上6层楼时，由于忽上忽下地摇晃，老人冠心病复发，抢救无效死亡。事后医生悔恨："术后注意事项里要是多说一句话，让他们抬轮椅上楼，也许就不会这样了。"

医疗工作哪有那么多的"要是""也许"！事后医生再自责，也不能挽回鲜活的生命。

做好提醒和术前探视。当患者做有关检查时，医生应提前把做检查时的注意事项告诉患者。比如，有些化验，在化验前若干时间内不能吃东西，包括水；有些检查，需要喝大量水憋尿，而有的却需要提前排尿。这些在医生看来可能是基本常识、顺理成章的事情，但患者却不一定清楚。所以提前告知是非常有必要的，既方便了下一步的检查，又在一定程度上减轻了患者因不清楚检查要求而进行重复检查、重复奔波的劳苦。我们医生不仅治病，还应做到暖心，让医学更有温度。

做手术之前，患者往往都很紧张，术前探视也是为了让患者放松，同时让患者了解到手术过程及怎样配合医生，降低患者的紧张情绪及减少不必要的担心，从而更有利于手术的成功。

来自《陕视新闻》的消息：一位91岁的老人在西安接受了一场手术。临进手术室前，老人竟执意要麻醉医生雷晓鸣把他的名字写在自己的手背上。原来，为了让预先要接受麻醉的老人放松，在做准备工作时，麻醉医生雷晓鸣一直很耐心地在老人身边给她宽心、陪她聊天，这让老人原本十分紧张的情绪渐渐得以放松。因为担心自己醒过来以后会记不住这位暖心的雷医生，并不识字的老人就再三坚持，一定要雷医生把他的名字用笔写下来。没想到的是，当手术成功后老人回到病房却被家人告知，自己的手背上只有一句话："祝康复！"

必要的介绍和解释。有时，患者及患者家属出于某种原因，对某种药物的药效产生怀疑，或者认为相关检查没有必要，而对有些药物或检查产生抗拒心理甚至拒绝。这时候，医生就有必要就药物的疗效以及该项检查对确诊、治疗病症的重要作用，心平气和地向患者做介绍。

小刘得了肺炎。住院一周以来，医生已经让他查了血、尿、便，肝、胆、胰、脾，也做了肺部B超，还拍了片子。短短几天，已经折腾出去好几千元，对小刘这样的工薪阶层来说，已经不是小数目了。这会儿护士又通知小刘去做CT，一问价格是400多元。小刘马上就火了，不是什么都查了吗？为什么又去拍这么贵的CT！护士不高兴地丢下一句"CT和拍片子能一样吗？"就走了。小刘因此对护士、主治医生产生不满。

我们知道，CT和拍片子的区别很明显。拍片子只能看到平面，而CT能看到立体切面，这无疑更加有利于对病情的诊断。大多数情况下拍片子就能显示观察效果，但如果拍片后发现观察效果并不明显，这才要进一步做CT。这一点如果护士能向小刘解释清楚，想必能得到小刘的理解和配合。

普及医学知识。医护人员是专业人士，对药物的疗效、服用方法及禁忌，以及对病情的趋势、诊治方式等相对非常了解。但患者及患者家属对这些却是陌生的，有些还可能容易引起误解甚至恐慌。所以，在有助于患者治疗的前提下，当然应该做必要的介绍和用药指导。介绍内容包括药名、基本药理、作用、注意事项等。有些药物还有饮食上的忌口，同样要向患者详细介绍。比如，头孢类药物服药期间和服用药物停止后一周内避免饮酒及含酒精类的东西。

来自《长江日报》的报道：42岁的曹女士，因病注射头孢类药物，停药3天后，喝了白酒，就觉得胸闷气短、呼吸困难，医生诊断为"双硫仑样反应"，经抢救曹女士终于脱离了生命危险。

医生的一句提醒，事关患者的生命健康，不能轻视。

医生交班时，专心和住院患者沟通、倾听，切勿一边沟通一边翻看手机。认真记录所管患者的诊治与检查等各项情况。

另外，住院区需要良好的休息环境，所以医生需要注意，不管是操作还是走路，都应尽可能控制自己的音量，减少对患者的打扰。还应注意介绍物品或环境时的手势问题，避免用手指做指指点点、比比画画这样不美观的手势。

医技接待礼仪

来自《环球网财经》的消息：山东德州一位女士戴金手镯做核磁共振，结果手腕被烫出一圈泡。她说，手镯是按千足金买的，做核磁共振前问过医生，医生说没事，所以才没取下手镯，检查前机器也没报警。一般来说，做核磁共振检查，纯金、纯银、纯钛等金属不影响。但检查前还是应要求摘除所有金属饰品和物品，以免出现患者受伤、机器损毁、影响检查结果等意外情况。

北京儿童医院超声科贾立群，从医 30 余年来，始终坚守在门诊一线，接诊患儿 30 多万人次，确诊疑难病症 7 万多例，挽救了 2000 多名危重患儿的生命。

在医学科技日新月异的今天，B 超早已不是许多医生的首选。但"贾立群 B 超"却成了响当当的"品牌"。

成就贾立群的不是天才和契机，而是一种精神和追求。从事 B 超工作之初，从早到晚都是一只手握着探头，一双眼紧盯屏幕，从朦胧的图像中观察毫厘之间的差异；经常去手术室和临床大夫办公室探讨问题，和 B 超结果比对；用相机记录手术进程，对着照片反复研究。就是这样日复一日、年复一年地练就了"火眼金睛"，将儿童 B 超推向无人企及的高度。毫不夸张地说，"一切为了患者"这句"口号"就是贾立群人生的写照。

医技岗位，包括检验、影像、超声、放射等。医技岗位虽然和患者接触的时间不长，但技术性极强，需要精准完成检验工作的每一个步骤，给医生提供强有力的数据支持，是非常重要的医疗和服务环节。工作中必须"一切为了患者"，努力做到细致、耐心、精益求精。

检查前

患者来到本岗位，微笑点头致意并问候："您好！"在微笑点头致意、问候的同时，接过检验单，核对患者姓名，然后进行相应操作。

另外，鉴于医疗的特殊性，对于一些特殊情况是需要优先检查的，如住院患者、有医生陪同并且用推车、轮椅运送的危急病人……当有正常排队的患者或家属对此质疑时，应礼貌、第一时间解释，而不是置之不理，任由事态发展。

有些项目需要提前预约才能检查。预约时，先核对患者姓名、年龄、检查项目，在患者检查单上清晰地标注好时间，口头告知时同样应清晰、明确。检查项目的注意事项，提前详细地告知患者，避免患者忙活半天却无效，浪费时间和精力，也耽误了治疗时间。医护人员有时多说一句话，患者就能少跑很多冤枉路，也会对医院少一些抱怨。

检查的特殊要求、注意事项，在检查前就应向患者说明或确认，比如需要憋尿的项目，应告知要达到什么程度再来做检查；而做核磁项目，患者身上、衣服上不可以有任何金属物品，也包括口腔里；验血的有些项目，空腹几小时以上的结果才更有效；X 射线检查，孕妇或备孕者都不能做……这些都需做提醒，否则检查达不到效果或出问题，不仅耽误了时间，还有不可推卸的责任。

检查化验的项目中，患者需要用到取样器及去卫生间接标本的频率较高。如放置取样器及卫生间位置的标志不明显，就可能经常被问询。当患者问询时，应以规范手势礼貌指出具体方向。如原有指示标志不明显或没有标志的，标本接收窗口应建议医院相关科室尽快完善，以最大限度方便患者。这就是"服务要想在需求前面"

的具体体现。

检查中

有家属陪同的，应礼貌提示家属到相应位置等候。

对异性患者进行检查时，严格执行有关规定。

对人体有伤害的射线、核磁等检查，应严格遵守操作规程，对患者及陪护人员采取必要的防护措施。

医学影像。严格执行拍片"四对"（对姓名、对性别、对片名、对部位），同时注意医生的拍片要求，细心检查可疑部位，避免差错。

医学检验。严格履行职责和操作规程，认真执行"三对"（对姓名、对项目、对编号），避免差错。

不管是检验、影像或是其他，需要患者配合或在检查、操作中对患者的体位、动作有要求的，要耐心、简练、明确地告知。毕竟，不同年龄段的人，理解力、配合度也有所不同，如儿童、老人等。而且口语表达出来的意思，和他人听到并理解的，有时候也会不同。所以，医技岗位繁忙中也应注意有区别的沟通交流方式，尽快做出符合要求的检查或处理，以免好心办坏事，甚至引发误解。

从检查前接待患者开始，到检查结束前，都不可以接听私人电话，坚守岗位，严禁离岗。并且工作期间不闲谈嬉闹、不串岗，保持严谨认真的工作态度。

如因人手问题需要兼做其他工作，必须严格遵守流程、规章，并设置好提醒，避免利用时间差兼做其他事项时，对当前或之前的事项遗忘而发生意外甚至事故。

来自《澎湃新闻》的消息：据当事人反映，在医院做检查被医生遗忘在磁共振舱内近 3 小时。当时因头套固定不敢乱动，直到脚麻才下机，却发现门被锁，致电丈夫后，才喊来医生开门。涉事医院回应称，此事是医生疏忽大意所致，"医生除了做磁共振还兼职拍片，当时把磁共振位置定好后就去拍片，拍完片后刚好主任叫他去看片子，就给忘记了。"网友纷纷表示"这也能忘？""简直把病人的生命安全当儿戏！"

检查结束

需要患者配合所做的检查或拍片、采血等，完成后语言提示患者。如现场没有明显的提示标志，还应再提示患者将用过的医用棉棒、尿液杯等废弃物丢到指定的相应位置（而不是顺手丢到垃圾桶）。

针对检查结果，什么时间、什么地点、怎么取，同样需明确告知。比如"请您 ×× （时间）到 ×× 自助机打印化验结果"（见图 6-2）。

遇到患者未能在下班前完成影像检查的，应自觉延长下班时间，体谅患者、配合其他部门。

反歧视从医生做起

反歧视的问题，我们医生包括医技人员必须首先做到。

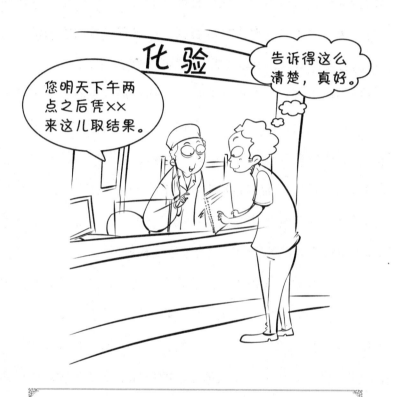

图6-2　做好相关事项的周到提示

在面对"艾滋、乙肝、梅毒"这类传染性疾病的感染者时，人们难免有担心的心理。但我们医生了解这些病毒的传染途径、不同时期的传染性，所以对此更应持有理性的态度。医生是治疗疾病的实施者，医生对患者、对疾病的态度，影响着患者治疗的信心甚至对生活的态度。所以，反歧视首先从医生做起。

当检查出患者有传染性疾病或面对病毒携带者时，除了部分疾病需要按规定上报或转院之外，我们在诊疗或沟通中务必做到正常对待，避免让患者有被歧视的感觉。需要注意哪些方面呢？

做好科学防护，而非过度防护。在传染性疾病的患者接诊中，过度防护就是在无声地告知患者：我歧视你！作为专业人士在感染者面前做出过度防护的行为，是有违人文精神的。

疗诊或检查中空间距离、说话语气、沟通方式，都应和其他患者一样。即使平时嗓门大的也应尽量降低音量。也不要有特殊的情绪表现，如盯视、斜视、皱眉、叹气，以及后退、躲避等举止。不要在有其他患者或无关医疗人员在场的情况下谈及疾病名称或非议患者。

在接诊中遇到这类患者治疗其他病症时，如诊室还有其他患者，应尽可能请其他患者到室外等候"麻烦大家到外面等候叫号"，再跟患者沟通病情或提出治疗、康复建议。

如因患者疾病或病毒携带的原因需要做特殊处理的，可以请患者或家属到无人处单独沟通"您是有×/×携带者，我们按规定把手术放到今天上午最后一场，所以还需要稍等一会儿"。

当拿到患者的检查报告或化验单时，应注意尊重隐私，避免其他无关人员看到，比如可以将其扣过来放或对折，将无关人员请出诊室后再沟通病情。

另外，务必做好患者医疗信息处理的保护，这是反歧视的重要工作，也是我们的责任。对就诊艾滋病人的调查显示，有六分之一的艾滋病人反映医护人员未经许可将其感染情况告诉他人，这一行为已经违反了国家艾滋病防治条例的规定，可能会引起严重后果。

让患者在医生这里避免被歧视，也正体现了医生的人道主义精神和人文精神。敬人者，人恒敬之。我们的善意，必然能换来积极配合及患者更好的康复。

与患者交往礼仪

抗战期间，伟大的国际主义战士、"大鼻子神医"罗生特用高超的医疗技术为新四军官兵和当地群众疗伤，被传为佳话。他说："一个医生必须有音乐家的耳朵，鹰一样敏锐的眼睛，一双万能的手，还要有戏剧家的嘴巴。""医生要学会像戏剧家那样，用柔和的声调、亲切明快的语言去安慰病人。"

医生是医疗实施的主体，在为患者治疗中，怎样"话疗"毫无疑问是很有学问的。

电视剧《外科风云》第一集的结尾，医生问小南南："你头晕吗？你恶心吗？"这是典型的提示性询问，对儿科小患者来说，很容易得到虚假信息。

正确的提问应该是：你哪里不舒服？或者是：你还有什么不舒服？

也就是说，在和患者沟通当中，尽量避免封闭的提示性提问。否则有的患者就会顺着你的话去想象：好像有点疼，又好像不疼，反而误导了医生。很多患者对疾病的内心恐惧感，再加上不科学的问法，无形中就会产生不正常的心理暗示，就如下面事例中的实验。

在一个封闭的实验室里，教授说："你们9个人听我的指挥，走过这座弯弯曲曲的小桥，千万别掉下去，不过掉下去也没关系，底下就是一点水。"大家顺利过桥。走过去后，教授打开了一盏黄灯，透过黄灯，9个人看到，桥底下不仅是一点水，而且还有几条鳄鱼，所有人都吓了一跳。

教授问："现在你们谁敢走回来？"没有一个人敢走了。教授说："你们要用心理暗示，想象自己走在坚固的铁桥上。"此时只有3个人愿意尝试：第一个人颤颤巍巍，走的时间多花了1倍；第二个人哆哆嗦嗦，走了一半再也坚持不住了，吓得趴在桥上；第三个人才走了3步就吓趴下了。

教授这时打开了所有的灯，大家这才发现，在桥和鳄鱼之间还有一层网，网是黄色的，刚才在黄灯下看不清楚。大家现在不怕了，说要知道有网早就过去了，几个人都大胆地走了回来。

其实很多问题是因患者对医学的不了解，自我想象出来的，进而产生恐惧心理，从而对身体产生不利影响。对我们医生来说，在和患者接触中，需要多一些换位思考，多站在患者角度与之交流。

用患者能接受的方式说话

要想同患者及家属高效地交流，就需要先改变沟通的思维方式，从对方角度出发，把医生需要说的话转变成患者能听得进、听得懂、愿意听的方式去说。

古希腊医学之父希波克拉底曾有一句名言："医生有三件法宝。第一是语言，第二是药物，第三是手术刀。"这也说明在医疗服务中医生需要重视语言的作用。

常言道，语言可以治病，但也可以致病。人生病了，情感就会变得复杂、脆弱、敏感，在意的也变多了。这些是人之常情，医生应该可以理解。同时也要求我们医生避免说一些容易让患者产生不好的联想的话，如"完了""挂了""死了""没了""来晚了"等语言。

我们可以说"抱歉""对不起""我们也深表遗憾""如果我是您，我也会很痛苦""我非常理解您的心情"。这样的表达，让患者从情感上得到共鸣，从而营造和谐的医患关系。

注意保护患者隐私

来自《大风新闻》的消息：某地的董女士讲述了发生在 10 天前的遭遇。那天她和丈夫一起来到某医院做孕前检查。刚做完乳腺检查未穿衣服，突然有人推门而入，带进的风掀起帘子，门外走廊上的人都看了过来。"当时情绪激动，质问推门的医生，并要求她公开道歉却遭到拒绝。"董女士说，当时院方说的话很不尊重女性，"'你要生过孩子这就没什么，你太传统了'，难道我生过孩子我不传统就应该被人看吗？"律师认为，根据《民法典》第一千零三十二条规定，院方医生贸然推门致使董女士上半身走光，侵犯了董女士的隐私权，构成民事侵权，院方得承担法律责任。

此事引发网友热议。有网友表示：好多医院真的不注意患者的隐私，也没帘子，门也不关，做个检查被外边的人看得清清楚楚。

还有女网友留言道：我有一次做肠镜，特意选了个女大夫，结果那个女大夫给我做到一半，未经我同意，就把她的几个男学生叫进来看……

医生要注意患者的隐私，不管是身体隐私，还是接触到的其他方面的私事。

对医生来说，眼里只有患者，不分男女。但对患者来说，男女当然有别。医生在问诊与查体时就要关注这一点，避免让异性患者产生不必要的误解。有的医生在需要查体时直接跟患者说"去那儿躺好""躺下"，初次进医院的患者或许就蒙了。如果医生能把话说规范一点，情况就不同了。比如，"我给你做一下检查，请躺到检查床上去"。对方就能明白，也就能踏踏实实地配合。

口是"伤人斧"，言是"割舌刀"。每个人都有尊严、都好面子。所以在医疗工作中，不管了解到患者或其家庭哪方面的隐私，都应仅止于当事医护且为治疗所需，而不是对外闲聊或开玩笑的资本。

沟通专业知识宜严谨接地气

医生花了若干年时间才掌握相关专业医学知识，要想让患者一下子就弄懂医学知识的内容或名词术语，确实有些难为患者。而且沟通中务必尽可能做到严谨。所以医患交流中尽量少用医学名词，注意多用没有歧义的大白话，以方便准确理解，尽可能减少被误解、有歧义的空间。

有位医生在网上发视频埋怨，自己被投诉是因为告诉患者检查前不要吃饭、喝水，但患者吃了苹果、西瓜后去做检查。被问及原因，患者说不让吃饭、喝水呀，我这不是饭，不是水……

有的医护人员用画图的方式来向特殊患者介绍病情，说明治疗方案，讲解手术过程。这使本来难懂的医学变得简单化、形象化，确实是一种好的沟通方式。这样的事例告诉医生：医疗工作中我们有责任让不易懂的医学行为、医学名词，变得通俗易懂，从而更利于医患沟通。

据华龙网消息：北京协和医院收治了一名聋哑患者。在手术前，28岁的麻醉师邱飞龙专门手绘了一幅手术麻醉流程图，详细地把手术中的每一个步骤画了出来，不仅令患者看到后大为安心，还被同事发到了朋友圈，引来大量网友点赞。

一些心内科医生、骨伤科医生，他们用心脏模型、骨骼模型给患者讲解疾病的产生原因，具体手术位置，让患者快速而形象地了解病情。有的医生还把心脏比喻成"泵"或"发动机"，把脚比喻成"车轱辘"，这样一来与实际能直观看到的事物紧密相连，更接地气，也更方便患者了解、理解。

对患者做出必要回应

如果患者走出你的诊室以后病情不能够得以减轻，你就不是一个好医生。这里主要是指心理上的减轻，指获得信心，得到安慰、鼓励。

不少医生在接诊中，不懂得怎么倾听并回应患者。倾听回应，其实就是给予相应的行动，其中最重要的是医生的语言。当患者表现出担心，那么医生要用语言和表情回应，可以说"请放心，我们会全力以赴"，在医生看来只是回应一句话。但在患者听来，却能让他们信心百倍，更愿意积极地配合治疗。

有些医生认为"顾不上说话""我忙着为患者看病，根本不用解释"。关键是患者有时候确实不知道医生在干什么，甚至误解医生在做和自己病症无关的事，无视他的痛苦。所以，对患者做出必要的回应并安慰患者，在医生诊断中很重要，也能起到安抚患者情绪的作用。

有些属于患者或家属的无知，做出或说出一些在医生看来啼笑皆非的判断或话语。医生这时候要以理性、专业、关爱的心理予以回应，做必要解释，打消他们的疑虑或纠正他们的错误理解，以便尽快获得更好治疗。

家长领着发烧的孩子看病。检查后医生说需要输液，医生问："有药物过敏吗？"家长眨巴眼不懂。医生补充说："孩子对抗生素有什么过敏的吗？"家长还是不理解，却急眼了，说："你就快开药吧！我们邻居家孩子挂了一瓶水，立马就不发烧了。"

有些则是医生出于"医者仁心"而应主动做出回应，如"空巢老人"就诊。缺乏家人陪护是最大特点，其心理相对来说必然更显得失落、抑郁。医生如果获知这样的信息，可以在自己力所能及的范围内，多表达一些关爱，如多说说话，帮忙倒水等小的帮助。这些不起眼的小举动，却能闪烁出人性的温暖光芒。

不说推托的话

一位患者胳膊不能自由伸直，挂骨科号。医生说："这需要手术，就一个小手术。"患者紧张地问："手术！具体做的位置，怎么做啊。"医生看了患者一眼："跟你说了你也不知道，做了就知道了。"这让人茫然的回答，肯定加剧了患者的紧张感（见图6-3）。

也许确如医生所说，说了患者也不懂，而且那是医生眼里的小手术，经常做。但在患者眼里那是要开一刀，会疼、要流血，自然担心、紧张、不踏实，才希望了解得多一些，以寻求安全感。医生不应该觉得没必要解释，不顾患者感受说些推托的话。

与患者交往不越线

在患者及家属看来，医生是疾病治疗的关键角色。尽力救治是医生职责、医德所在。

在治疗接触中，对患者提出的便于治疗的要求或期望，合理且在能力范围之内，应尽可能协调解决。但对超范围的不合理要求，则应委婉拒绝。甚至对于一些患者及家属因特殊原因要开具虚假的诊断证明，必须拒绝。

有的患者受到不良社会风气影响，会悄悄"意思意思"，医生只能想办法拒绝、退还。

来自新华社的消息：家住盛泽的徐阿姨因为腿部肿胀、疼痛难忍，在家人陪同下匆忙赶到江苏盛泽医院就诊。经检查，徐阿姨存在"双侧下肢深静脉血栓"。

手术前，徐阿姨一家听说手术难度大，十分紧张，商量着准备一个2000元的"红包"给医生。主刀医生张传强虽然百般婉拒，但家属还是硬塞下"心意"后匆匆离去。为让患者及家属丢掉思想包

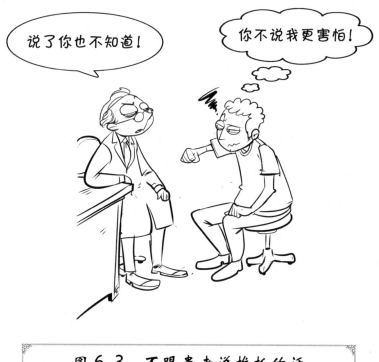

图 6-3　不跟患者说推托的话

祓，放心治疗，张传强暂时"保管"了"红包"。术后，张传强把住院费的缴费单递回病人家属手里，他说："心意领了，但这钱是绝对不能收的，治病救人是医生的天职，不会因为一个红包就会疏忽与懈怠，患者健康出院了，自己心里就会非常高兴。"徐阿姨得知后感动不已，被医生的敬业精神所感动，同时表示，很庆幸能遇到这样一群医德好、医技高的好医生。

而请患者或家属帮忙"办事"这样的情形必须杜绝。现在社会复杂、医患关系复杂，但法律、纪律却严明，需要医生守住自己的底线，维护好声誉和医者尊严。

适当替患者着想

来自《人民日报》的消息：浙江宁波的基层医生刘峰，平日喜欢废旧的药盒，他把这些药盒制成卡片串成串，每当患者记不清药名时，就拿出卡片让患者辨认，这个"土办法"解决了许多老年患者的烦恼。

即使现在，许多偏远地区门诊信息的互联互通仍未全覆盖。而且现在互联互通的电子门诊信息所能看到的条数有限，前面的记录会被新的检查结果覆盖，之前用药记录也看不到。所以刘峰认为，这些卡片仍然有用。

在刘峰看来是不起眼的小事，却为他赢得了好口碑："刘医生没说的，绝对是好的，他把病人当亲人一样对待。老年人根据卡片对照药品，方便多了……"

只要有处处为患者着想的服务意识，办法肯定比困难多。刘峰医生以自己十多年的"举手之劳"，极大地方便了基层患者。为刘医生这样的服务意识点赞！

适当替患者着想，还体现在语言上，所谓"有时去治愈；常常去帮助；总是去安慰"。不管是门诊还是手术治疗，都需要医生从专业、权威的角度对患者进行适当抚慰、鼓励，以减少担心和恐惧，增强信心。这对患者疾病的治疗，往往是药物达不到的效果。

适当替患者着想，还应关注患者可能承受的医疗费用开支，考虑患者的实际经济承受能力。门诊医生往往不易看到，除非明显表现出经济拮据。作为住院医生，和患者接触时间长，其经济状况更容易了解。所以治疗中，应考虑患者的实际经济承受能力。"过度医疗"违背临床医学规范和伦理准则，不能为患者真正提高诊治价值，徒增医疗资源耗费。针对费用高、效果可能更理想，费用低、效果在什么水平上等问题，都应向患者或其家属提出。

医护交往礼仪

据《北京晚报》的报道：某医院一位孕妇被医护人员用轮椅推往产房过程中，婴儿出生坠地，被拖行，之后婴儿死亡。引发社会关注。

当事医院承认当班医生在整个处理过程中存在不当之处。一是在剖宫产指征不很充分的情况下建议产妇剖宫产；二是在第一次观察产程后产妇出现紧急宫缩时未及时再次做检查；三是不应该用轮椅送产妇到产房，以致在送产妇去产房路途中出现急产。而当班护士在送产妇到产房过程中没有严密观察产妇情况，胎儿娩出时没有第一时间发现。

医疗工作，看似以医生为主体，实际上需要不同岗位的共同配合，不管是护士、医技，还是行政后勤，特别是和医生接触最多、配合度最大的护士岗位更应相互配合。

谦虚低调，尊重同事，是医生应有的本分。医生、护士完美配合才能提高工作质量，有效帮助患者恢复健康，促进医患和谐。俗话说"三分治疗七分护理"，早在克里米亚战争中，现代护理学鼻祖南丁格尔就通过提高护理水平，使英军伤员死亡率大大下降，世界为之震惊。

据新华社杭州 2016 年 12 月 22 日新媒体专电，浙江邵逸夫医院消化内科副主任医师於亮亮，从早上 9 点开始做消化道肿瘤内镜下挖除术，一直到下午五点半都没下手术台，没时间上厕所，也来不及吃饭、喝水，直到护士拿来面包，才匆忙吃上几口。

上面的这则事例，生动说明了医生的有效工作离不开护士的协助，特别是手术、住院等环节更加明显，大家都是为了患者，在各自的分工范围内紧密配合、高效协作。

尊重护士的工作。在不了解护理专业人的眼里，护士只是打针、发药。其实护士每天的工作时间大多在患者身边，为医生做医嘱执行、手术前后的工作，倾听患者倾诉、进行健康宣教等。每个工作细节都体现了护士自觉、负责和任劳任怨的工作态度。工作上如果没有护士的协助，医生的诊疗工作是难以想象的。

协同作战。医生和护士其实就像是一个战壕里的战友，医护关系在医院里最为密切并且有最重要地位，医疗、护理既有分工又紧密合作，二者相辅相成，不能相互替代，组成了治疗疾病的全过程。医生侧重于对患者身体疾病的诊断和治疗，护士侧重于对患者身心护理问题的诊断和处理。但服务的对象和性质是一致的，都是救死扶伤，治病救人。彼此要理解专业特点，主动配合对方的工作，达到"1+1>2"的效果。

注意与护士的沟通方式。医生在与护士沟通时，也需要习惯"温柔"的沟通方式。当护士提供协助时，医生可以说一声"谢谢你""辛苦了"。把"听明白了吗"改成"我说明白了吗""还有哪里我没说清楚的吗"，这样的沟通让人感到亲切而受尊重，对治疗的配合当然会更默契。

正确对待反映问题或疑问。临床中，护士需要为患者护理并观察患者的情况，自然能第一时间了解患者的最新情况，并适时向医生反映。对于护士反映的情况，医生首先应表示感谢，然后再认真处理，而不是表现出质疑或反感。当医生查看后一切正常时应向护士解释，以便提高护士的业务能力。如果护士反映的情况确实如此，应再次表示感谢，因为这样及时的信息更有利于医生为患者治疗。而当护士对医嘱表示出疑问时，医生应耐心向护士解释，切忌表现出不耐烦，毕竟都是为了患者，而且医疗行为动辄人命关天。俗话说"大夫和莽夫，中间就差个护士核对医嘱"，护士是医嘱最重要的也是最后的把关人。护士对医嘱有了正确的理解之后，以后类似的情况就能配合得更默契了。

不非议同事。不要背后议论同事，有意见可以找合适的机会当面聊清楚。在患者面前不谈同事之间的私事，更不能在患者及其家属面前说同事的坏话。同事之间有分歧时应顾全大局、求同存异，以保证医疗与护理工作的顺利进行。

另外，医生和医技岗位主要以间接接触为主。有时为了非常规诊断的需要，检查或拍片时会有特别医嘱，如果医技做的不符合要求，意味着要么重做，要么影响医生诊断。条件允许时，医生此时最好直接和医技沟通，而不是让患者来回跑；没必要对医技口有微词，有时候也可能是医嘱表达有歧义。同时，尽可能避免在患者面前表达对医技的不满，都是医护人员，不管谁给患者留下负面形象，在患者看来都是医院的问题，都事关患者对医院的信任。

线上会议与线上课堂

网络时代，线上会议成了家常便饭，远程会诊也经常发生，而医生上镜在互联网上传播医学知识，也就成了受欢迎的事情。

妆容要求

如时间和条件允许，女士上镜妆应比日常妆化得更仔细一些，粉底、眼影、腮红、睫毛膏、眼线、唇膏一样也不能少，最后还要扑一些透明散粉。即使平时自信到天天素面朝天，但上镜时为了更好的视觉效果，如时间和条件允许最好适当化妆，不能全靠美颜和滤镜。

男士在上镜之前同样最好可以修面，扑一些散粉遮盖脸上过多的油光，适当修饰一下眉毛也是可以的。

着装要求

如果穿平时的白衣上镜，务必扣好扣子。白衣内不穿帽衫。

不穿白衣时，衣服颜色务必考虑到现场背景色，使着装颜色和背景色有反差，视觉上轮廓分明。如背景是浅色，还穿浅色衣服，就容易看不清楚轮廓线，造成"肥胖"的视觉错觉。

不要穿细格子花纹或细条纹的衣服，否则从镜头上看，会有晃动感，影响视觉效果。

但凡涉及上镜，不管是远程会诊还是线上讲座、线上会议，最好避免穿搭有奢侈品品牌标志的服装、饰品，即使自己正常收入能买得起。

注意举止

在镜头前面，务必注意举止。表情要自然、亲切，保持微笑。即使看提词器，也要注意角度和频率，不能一直死盯提词器。还应控制语言速度和节奏，声调上尽可能有抑、有扬。

坐有坐相，不要躺在座位上、趴在桌子上，不要抖腿等。

线上会议或远程会诊，首先做自我介绍。

说话时适当配合手势，以增强感染力，但手势不能过多过杂，以免给人手舞足蹈的感觉。他人说话时注意保持倾听的姿态，不要以为线上会议别人发现不了你分神分心。

如现场有主持人，既要看镜头，又应和主持人有目光交流。注意保持一个适当的语速，不和主持人抢话。

其他

如是录制医学知识的短视频，完全可以呈现出医生的日常工作场景，即把办公室作为背景，坐在自己的办公桌旁就可以。这种情况下，除了刚才介绍过的注意事项外，镜头上能看到的部分包括办公桌、身后的背景都不要杂乱。所用案例、图片及实景，还要考虑到保护和尊重他人隐私的问题。

介绍的医学知识，注意考虑患者的理解能力和立场角度。少说难懂的名词术语，不说有分歧的医学观点，杜绝模棱两可的观点和建议。还要注意内容及语言表达的严谨，严禁为博流量而制造标题或内容的噱头。

医生接诊礼仪禁忌

经常见到这样的场景：患者努力陈述着，显露出求助的不安；医生则表情冷淡，皱着眉头，一副轻描淡写的样子……更要命的是很多时候，这关系"生死大计"的见面持续不了几分钟就草草收场。如果患者对轻易挥就的那张小纸片不放心（现在基本上都直接在电脑里输入了），还巴望着多磨蹭一会儿，就听到这样的话："先试试看再说……"在患者看来，医生对患者病痛的麻木与迟钝，是最让他们担心的事情。能治病是技术，会治病是艺术。医生在接诊中要体现人文精神，做有温度的医者。从医务礼仪角度来说，有哪些禁忌行为呢？

不爱说话

研究发现，来自患者的沟通信息，对诊断的帮助往往多于仪器检查。而大部分的疾病仅凭采集患者病史就能做出诊断，可见医患沟通在医疗中是何等重要。"有时去治愈；常常去帮助；总是去安慰。"特鲁多医生的墓志铭道出了医学的本质，医学不是简单的科学，医学是人学。医务工作者的职责不仅是治疗、治愈疾病，更多的是帮助、安慰患者。医生的适时安抚，适当说明，患者往往会感激不尽，带来莫大的安慰和信心。绝不能以"不爱说话"来当借口。医生的"不爱说话"，在患者看来可能就是冷漠，对患者不关心、不重视、不尊重，是态度问题。

现在基本实现了门诊信息的互联互通，尤其在同一家医院，胶片内容相关医生都可以在电脑端看到。经常有患者埋怨：医生一句话不说，看都不看患者手里的一堆检查材料，低头看电脑抬头让缴费……其实医生已在电脑里都看到需要的信息了，但患者不知道。为什么不告诉患者呢？

表情冷漠

医务工作者见惯了生老病死，面对各种疾病的患者往往麻木了，认为只是例行工作而已。而冷漠的表情，会让患者有被冷遇的感觉，偏偏在接诊中这种现象比较普遍。

作为医生应该感谢患者，并不是感谢患者来看病，也不是说患者是医生的"衣食父母"。实际上，医生并不希望患者多，医疗的最高目标是减少疾病和死亡。而是在治疗中，医生要求患者配合做某种检查，对患者承受一些不适要表示感谢。患者配合不好的话，导致诊治失误甚至事故，不仅影响医生名誉，还会因此挨批评，甚至受处分、担责任。即便医生的工作强度大，还应在力所能及的情况下，尽可能做到"温暖"一点，毕竟医学是人学，医道应重温度。通过语言、表情、动作，至少不要板着脸，倾听患者的诉说，对患者的配合说声"谢谢""感谢您的配合"。

不善待患者

作为医生，应该感谢患者给了我们施展才华、学以致用的机会，更应善待患者。而善待、尊重患者，有同理心，学会共情，绝不会是贬低自己，相反只会让医生受到更多尊重。患者带着痛苦和恐惧来就医，不仅希望医生治疗疾患，也希望在医护人员的帮助下，缓解、释放紧张焦虑的情绪。可能一句问候、一个点头、一个以手示座的动作，在患者看来都带着丝丝的暖意，这就是最大的善待。这样的医者，在患者看来才是真正的"医者仁心"。

非议其他医生

我们医生绝不能"同行相轻"。对于同一个病症或结果，不要随意否定、质疑其他医生的诊疗方法，包括用药，很多病症的治疗很难说哪种方式或药物绝对最有效。而且之前医生的治疗，或许是基于当时的病症表现、检查结果、现场情况。即使患者对于之前的医生有所质疑，也应妥善表达。在患者面前贸然非议其他医生，也显示出了自己的格局和情商，"吹灭别人的灯，并不会让自己更加光明"。

维护其他医生。患者说："我感觉您扎的好，之前的医生扎针之后感觉不明显。"针灸医生："针灸的穴位就是那些，只是每位医生取的穴位和行针手法不同，所以感觉上会有点区别。"

非议其他医生。门诊医生看了检查材料说："上次的手术没做好，没给你做干净……"患者一听很生气，随即投诉了以前的医生。院办经过了解，原来患者有子宫内膜息肉和肌瘤，子宫内膜息肉要做宫腔镜，患者那个肌瘤要做腹腔镜。而腹腔镜手术大，患者不想做，就只做了宫腔镜的手术。如果门诊的医生说"我看了材料，以前的手术在我们这儿做的。这儿还有肌瘤，当时没有一起做啊？"这样既维护了之前医生的形象，也避免了不了解前因后果的误解。

相信有时也只是个别医生的随口之词，主观上并不是真的要非议其他医生。但这些不严谨的随口之词，客观上给患者带来困惑和误解，也给其他医生造成不良影响甚至不必要的干扰。

全依赖医疗设备

高新的医疗设备、高超的医疗技术，会让检查更精确、手术更精准。这对患者来说是好事。

但有些患者认为，医生因此而不顾自己的感受、不听自己的诉说、不看具体病症，见面就是开单、用机器检查、看结果、开药、走人，"急匆匆、冷冰冰"。

当然其中也有患者的误解。既然有可靠的现代医疗手段，应尽可能借助这些手段来精准判断。更重要的是，大部分医院的就诊量都很大，借助科技手段更高效更有效，每位患者诊治时间少一点，医生就能更快地为更多患者解除病痛。

但对患者来说，他才是最重要的，往往需要来自医生的关切，以获得信心和安慰。所以，医生在为患者就诊中，还是要尽可能多一点关爱，避免让患者感觉"急匆匆、冷冰冰"，造成不必要的误解。

其他禁忌

接诊中长时间接打私人电话或不时地看手机；区别对待同事，不礼貌对待实习生、护士；开不合理的检查及处方；边接诊边抖腿或躺靠在座位上；说话带着不礼貌的语气，用食指来回指；工作时间无故空岗；收受红包、回扣；上岗前饮酒或喝含酒精类饮料；和患者说些，如"不知道""这事不归我管""听好了，我只说一遍""你是医生还是我是医生""我不是跟你说了吗"等冷漠、不耐烦、不暖心的话。

小提示大道理

严谨仔细永远是临床医疗的基本要求，诚恳的态度、有针对性且有温度的交谈，是医生临床沟通的基本技巧。

第七课

服务中心优质服务礼仪

THE
SEVENTH LESSON

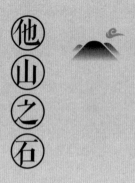

他山之石

医院一楼的服务中心，早上八点大家都已在岗，精神饱满地迎接患者。

小李在服务中心已工作两年，每天都忙忙碌碌。用她自己的话说，"能帮到患者，再累也值"。正说着，一位中年女士拿着锦盒，径直走到服务中心，站在小李面前说："小姑娘，这是我们一家送给你们的锦旗。"见小李不解，那位女士接着说"上周我和我家先生正好都出差，周三早上我爸突然不舒服，我妈着急忙慌地陪着我爸打出租车来医院。两位老人腿脚本来就不大好，那天更是行走不便。你们服务中心的小姑娘主动上前问询、搀扶，陪着挂号，还给我爸安排了轮椅……"那位女士深深地鞠了一躬，郑重地递过锦盒。

那位女士走后，小李说，这样的故事他们服务中心经常有。"我们也是治病救人的一分子"，小李边说边腼腆地笑了。

现在不少医院都设立了服务中心，也叫客服中心；还有的医院叫一站式服务中心，把收费等职能也涵盖在内了。总而言之，都是为了方便患者。本部分只介绍和患者、家属能直接接触的相关工作内容。

医院服务中心烦琐的工作极大方便了患者。怎样让我们服务中心的工作更优质，患者更满意呢？

岗前准备与迎候

每天上岗时，在患者到来之前，我们服务中心都要做好相应的准备工作，不打无准备之仗。

岗前准备

清楚工作内容。职责范围内的事项，都要清楚明白，包括但不限于（具体应参考自己医院的职责要求及患者常咨询或常寻求帮助的事项）：

熟悉各临床、医技科室的功能设置、开展的医疗检查项目，及所在具体位置；知道全院各科专家尤其知名专家的专长、出诊时间等；掌握临床各科常见病的基础知识，准确导诊；了解各个常见病种的常规检查项目；其他职能类事项，如医保相关事务咨询，病历打印，病假证明，医疗证明，出生医学证明；与各科室做好沟通协调，密切配合，共同维持正常的诊疗活动；其他便民服务，如提供轮椅、拐杖、雨伞、手机充电、针线包、老花镜、复印、失物招领等；甚至包括了解医院周边的、经常被患者咨询的事项，比如银行、公交车站、药店、饭馆等。

有些经常被咨询又不好记的事项，比如电话号码，允许对外公开、患者经常咨询的房间号，可以写在便笺上或打印出来，贴在座位区方便看到的位置。

查看服务中心能提供的相应物品并及时补缺，包括但不限于轮椅、雨伞、针线包、指甲刀、老花镜、饮用（热）水、打印机或复印机的纸张。

工作环境的管理。桌面清洁，办公物品分类、整齐摆放。除水杯之外的其他私人物品不放到工作桌面上。

形象自检。检查服装是否干净、整洁，衣扣是否扣好，妆容是否得体。端正地戴好身份牌。

调整情绪。上岗时确保从容、理性、乐观的心态，不把不良情绪带到工作中。

岗中恭候

服务中心工作中站或坐的状态居多，那么在提供服务之前的恭候阶段，也应呈现出这两种仪态。

站姿恭候：身前没有障碍物时，面带微笑朝向患者的方向，表示"我愿意随时为您服务"。没拿物品时，双手叠放在身体前面。女士可以双脚一前一后站成"丁"字步，脚尖向外展开的度数小一点，也可以形成优美的小"丁"字步。也可站成"V"字步或两脚并在一起站立。

长时间站立且身前有工作桌、台挡身时，可以采用适当放松的站姿，即一条腿向外侧稍稍伸出一点，分开一点双脚呈"稍息"状。双手指尖朝前，轻轻扶在身前工作台边上。两膝尽量伸直，不弯曲。肩、臂自然放松，挺直脊背。

长时间站立身前没有工作桌、台挡身时，两脚可以相互交替放松，在一只脚完全着地的同时，可以抬起另外一脚的脚后跟站立休息。双脚也可稍微分开，但不宜离得过远。肩、臂自然放松，手部不能随意摆动。上身依旧保持直挺，并且目视前方。头部不要晃动，下巴避免向前扬出。

坐姿恭候：上半身端正，面带微笑朝向患者方向，表示"我愿意为您服务"。女士两膝并起来，双腿可以一起放中间或一侧。而男士两腿可以分开一至两拳宽，但不超过肩宽，更不能两腿叉开过大，半躺在椅子里。

身前如有障碍物如工作桌、台挡身，腿部仪态可以稍放松些。但也要注意服务中心空间特点：患者从另一个位置可能能看到你的腿部，所以即使可以放松也不要放纵，比如双腿大大分开，或一条腿远远向前伸开，或者抖腿，跷腿时鞋底明显地朝向他人，甚至脱鞋、抠脚……

岗中恭候时，说明已经到了上班时间，且患者即将到来。所以这时候不可以有吃东西、化妆补妆、玩手机、扎堆闲聊、东张西望等违规行为。

当患者走向自己，距离两米左右且注视自己这个方位时，就应将恭候转为接待。

咨询与解答服务

咨询解答，总的要求是亲切亲和、同理心的态度。了解并且能回答的内容，做到高效专业；不清楚的内容，杜绝推诿、推脱或不负责任地乱说；在职权范围内协助处理，杜绝随意支使患者多跑路。

患者或家属走到自己面前，应立即微笑，亲切地点头致意（患者人少时，可以行 15° 鞠躬礼），同时注视着对方说：您好！请问有什么可以帮助您的吗？

当对方表现出特别着急、紧张时，这时就应表现出同理心，不宜再按部就班地"微笑"了——这时候的笑，在他人眼里可能就成了嘲笑、没有同情心的代名词。

如患者或家属说本地方言，而本院没有特殊规定必须说普通话，这时候完全可以和对方说一样的方言，以示亲切随和。

对方说话的时候，眼睛应关注对方且上身稍微前倾，以示认真倾听。

听不懂或听不清患者说的话，可以亲和的表情礼貌地说"实在抱歉，我刚才没听清"或"实在抱歉，我刚才没听懂"，请对方再说一遍。切不可有皱眉、斜眼、语气急促等不耐烦的表现。

多人同时咨询时，注意做到"接一顾二招呼三"：接待当前患者的时候，照顾一下第二位，招呼第三位及后面的患者。也就是人多的时候大家七嘴八舌地问，这时候就要照顾安抚其他患者，请他们稍等，按顺序来。如还有服务中心其他同等职能的同事在场，可以请后面等待咨询的患者到其他同事位置上咨询，以免患者等候太久。

咨询的事项，根据情况请患者进行相应流程或去相应科室办理，如挂相应科室的号，门诊慢性病审批，异地医保门诊慢性病信息核对，出院证明、出生医学证明办理，打印病历，自助机挂号，取药，等等。

对于疾病、诊治等专业的医学问题，即使知道一二，也不宜擅自解答，而是请其到相应的科室具体咨询、专业诊断。

解答中，可以给予适当且有参考价值的建议。比如，患者说出几个不适表现，且属于不同科室的问题，不知道挂哪个科室，这时候可以从医学常识、问题轻重的角度，给予合理建议。有些不在服务中心职权内或不清楚如何办理的事项，应给出能让对方具体联系的部门或打什么电话可以咨询或落实的回答，而不是一句简单的"不清楚"就草草了事。

解答的用词宜明确且尽可能周到，慎用"或许""大概"这类模棱两可的话。尤其患者咨询办理相关证明需要准备的材料、证件时，应一、二、三、四地具体告知，不能用一句"大概""差不多"来应付。一句随口的应付，很有可能因材料不齐或不符合要求而无法办理，带来的可能又是一个投诉。如条件允许，最好能提前准备好书面材料，办理什么证明需要哪些材料（包括原件、复印件，复印件有什么特殊要求），什么时间段在哪个窗口可以办，如必须由本人亲自办理还需特别说明，同时附上咨询电话。我们应尽可能让信息多跑路，让患者少跑腿。

清楚职能，慎重"热心"。医院是事关生命健康的特殊场所，服务中心职能虽多，但有些不应是服务中心该"热心"的，否则极有可能好心办坏事。比如，患者或家属请服务中心帮忙看化验单或检查报告，应礼貌地请患者找主治医生看。作为服务中心的我们，即使看得懂报告，也不宜随便说。随便一句看似"热心"的解释，就可能让患者或家属产生严重的心理负担，或许报告上的数值还有其他原因，但患者或家属往往会向着最糟糕处想。

和患者说话要注意语气的礼貌，不急不躁；注意谦辞敬语，同时不要以"再见"结尾；还应有得体的手势，比如介绍、指示、递接物品等，这些在第三课已专门介绍过。

咨询解答中，如有其他事项必须临时中断解答的，应先向咨询者说"实在抱歉，请您稍等"。处理完其他事项后，对刚才的咨询者说"让您久等了"，再接着解答。

如服务中心还负责接待电话咨询，除了以上注意事项外，还要注意电话礼仪。电话响起的第二、第三声接起，自报家门"您好/早上好/中午好/下午好＋医院名称简称＋服务中心"。当对方的声音太小或听不清，我们可以说"我刚才没听清，麻烦您再说一遍可以吗"。倾听过程中，应有适当回应，以表示"我在认真听"，如"嗯""好的""明白""的确难受"等。同时，在电话沟通中，尽量避免同时做其他事，比如和其他人聊天、吃东西等。涉及告诉对方日期、时间等重要的事项，应适当重复确认。沟通结束时，对方挂断电话后我们再放下电话。

分诊与引导服务

吴女士来到服务中心寻求帮助，她因头痛看了两家医院都没有明显疗效，来这家医院也不知道该怎么挂号了。服务中心小孙说"您这个情况呢，要不您挂个中医×××专家号看看，×××医生是知名中医专家。"吴女士点了点头，小孙接着说"我给您看了一下，×××医生今天出诊，但不知道这个时间，今天的号有没有了。您赶紧去窗口看看有没有号，如没号去二楼国医堂问问医生，看能不能加个号"。

必要的时候，为咨询的患者提供合理的分诊建议，是服务中心的重要职责。

有的医院专门有导诊岗位，负责为患者提供分诊与引导服务。服务中心实施分诊，就是将导诊功能分到服务中心。

当患者或家属进入自己的接待区，立即放下手头的工作，全神贯注地注视着患者或家属，面含微笑点头致意（如接待的人很少时，可以行 15° 鞠躬礼致意）同时说："早上好/上午好/下午好！请问有什么可以帮您的吗？"

如是挂号分诊，先询问是否发热，如发热，请患者（到指定位置）协助测量体温。不接发热病人的门诊或医院，应请病人到发热门诊就诊。

患者不发热，这时候要做的就是听取患者或家属主诉，倾听过程中不使用诱导性语言，而是根据症状表现做好指导性分诊服务。

说了症状表现后，告诉患者："根据您的情况，挂×科。您先去窗口或自助机上挂号。×科诊室就在××（同时做出指示挂号和诊室位置的手势），一会儿您的挂号单上也会有诊室地址（如本医院的挂号单上有，就做这样的提示）。"

分诊过程按序逐个进行。但医疗单位有其特殊性，所以必须兼顾老、残、孕、幼及重症患者，安排他们优先分诊、就诊。

初次来本院就诊的患者，指导办理就诊卡、填写信息，挂号。现在不少大型医院都取消了非急诊的当天挂号，全面实施预约制。这种情况下，可以详细告诉患者怎样预约挂号；年长患者，如有必要还可以手把手地教他们怎样用电话或微信预约挂号。如现场协助预约挂号时，日期、时间、挂号医生的级别等重要信息，应与患者确认后再完成操作。

为患者或家属提供引导服务，先征求意见"我带您去×××吧"，对方同意后，做出行进方向的引导手势并同时说"您这边请"。现场环境如允许，尽量走在患者或家属的左方。在走廊里，应走在患者或家属的左前方约两步远的位置。注意自己的行进速度，应主动和对方速度保持一致，不要过快或过慢。行进过程注意语言关照，特别是走到特殊环境的地方，如转弯、上楼梯等处，以手示意并说"这边请""注意楼梯"。同时还应不时地回头用眼神关照对方。

乘电梯，有专门的电梯员时，请患者或家属先进先出；没有专门的电梯员，则自己先进去控制电梯，再请患者或家属进入。到达目的楼层时请其先出。到达目的地时提醒"这里就是×××（目的地名称）"。是办公区，则先敲门，得到允许后再进入。外开门，应该请对方先进入；内开门，自己先进去，并拉住门，再请其进门。最好是反手开关门，确保始终面向患者或家属。

当我们不能引导陪同，而是跟患者说方位、由对方自行去目的地时，这种情况下注意用对方更容易理解的语言，尤其关于室内的方位。宜多说明显参照物加上"前后左右"这样的方位名词，慎说东南西北这种抽象的方位名词。比如有人咨询医院名医堂在哪儿？如果说："往西走100米，然后往南走10米左右坐直梯到三楼，出电梯往北50米就能看到了"，这样的介绍，十之八九都蒙圈。如果我们换个方式说："名医堂在门诊三楼 A 区，您从前面那个直梯（同时用规范手势指向直梯方向），坐到三楼，出电梯往右走就到了，到了三楼您出电梯就能看到指示牌"，既容易理解又直观。

不管是介绍还是展示物品抑或指示方向，都要用得体、规范的手势，这些内容可参考本书的第三课。

自助机辅助服务

现在多数医院都设置了自助机，供大家自行操作办理一些业务，以方便就医，提高效率。一般有自助挂号、自助取号、缴费、打印发票，自助取化验检查结果、自助打印胶片，取药自助报到，部分项目检查前的自助报到，等等。

从患者的角度来说，自助机辅助方面有两种情况。

一是确保自助机都正常使用。除了自助机按时开机、开窗界面正常，确保打印纸或胶片充足之外，还包括自助机的功能正常，患者或家属可以直观地看到什么业务可以在自助机上办理。如自助机自身没有醒目的文字提醒能办什么业务，则最好在自助机相应明显位置贴上字体较大的提示信息，标明各个机器都相应可以办理什么业务。

患者家属来到一个正好没人使用的自助机上办理某项业务。一遍遍地操作，但就是办不了，只好焦急地求助服务中心，服务中心的工作人员看了一眼，就说那台机器办不了××业务。家属愣了：上面显示可以办呀。服务中心人员说，那个显示内容我们没法改，但确实办不了，您去右边那台机器办理。家属生气了：办不了这个业务，上面却显示可以办，这不是耍人吗？家属气得猛拍打机器。

二是适机协助。所谓适机协助，就是在必要的时候提供协助，而不是患者或家属刚站到自助机面前，就立即去主动帮助。要知道，有很多人会操作自助机，或者看到自助机界面就能够自行操作，这两种情况下的协助，就显得热情过度且耽误了不必要的时间。

而当患者在自助机上来回点不出结果或四处张望，出现这些潜台词的求助状态时，再迅速上前。另外，当年长者站在自助机面前或准备操作时，则可以主动上前询问是否需要协助。

怎样做好辅助服务呢？

做协助前先打个招呼，征求意见："您好！请问有什么可以帮您的吗？"在获知是办某项业务比如挂号，可以继续说"您是要挂号吗？让我协助您操作吧！"

获得许可后，最好站在机器侧方约45°位，以方便患者或家属正面面向自助机。确认自助机上的卡片是否就是办理此项业务所需的卡、是否放对卡槽。比如异地就医，目前多数地方还无法在自助机上挂号，但很多人不知道，还是直接拿异地医保卡在自助机上操作。这种情况应向患者解释清楚，并请其去可以异地就医挂号的人工窗口。

继续操作的时候，操作速度应慢一点，每操作一步应同时向对方介绍说明，以便将来病患可以自行操作。当涉及所要挂号的日期、时间（上、下午）、科室、医生级别、专家姓名等重要信息时，都应和患者或家属确认，确认无误后再完成操作。确认也同样用敬语"请问您是挂今天的号，是吧""明天（周三）下午有号""心血管二科""您是挂专家号，副主任医师""给您挂 ×× 的专家号，可以吗"。

挂号操作，需要在自助机上用微信或支付宝扫码缴费时，出现付款码后，对方自行操作付款时应做到眼神回避，即眼睛看向其他地方。

操作完成后，示意患者或家属取走并收好自助机上刚打印的单子及就诊卡／医保卡。如对方需要立即去处理下一步的流程事项，详细告知具体位置后，再回到原先位置恭候下一位需要协助或服务的患者。

协助操作中，如有其他事项必须中断协助，应先向患者解释"实在抱歉，请您稍等一会儿"，其他事项处理结束对刚才的患者说"抱歉，让您久等了"，再接着继续协助。如离开后暂时无法再回来继续协助，应尽可能请其他同事过去接着协助，不应把患者扔下不管。

年长者，往往不能熟练操作自助机，上面的说明文字可能也看不清。这种情况下，如果强行指导老人自己操作自助机，可能效率很低。所以老人也在自助机旁边的情况下，可以替他们操作处理。同样也应先征求意见"您是要挂号？我帮您操作可以吗？"，获得许可后再进行操作处理。同样，像挂号的日期、时间（上、下午）、科室、医生级别、（指定专家时的）专家姓名等重要信息，都应做好确认，老人对挂号费金额敏感，所以挂号费金额应告诉老人，在获得肯定后再完成操作。挂当天号，如老人手机上没有微信、支付宝，或不会扫码支付，本院规定又不可以用自己手机代人支付时，可以请老人去（指定）窗口付款。

操作完成后把医保卡、就诊卡或身份证递还给老人的同时，还应说"这是您的医保卡／就诊卡／身份证，请收好"，以加强提醒。

很多医院用有二维码的纸质指引单进行化验结果、胶片的自助打印，部分项目检查前的报到或取号等。在协助或引导患者操作扫码、打出材料后，再提示收好指引单及打印的材料。而在项目检查前的报到、验血取号、取药报到这一类的操作完成后，再语言提示加以手势示意患者完成下一步（检查或取药等）要去的具体位置。

特殊协助服务

设立了服务中心的医院，需要特殊协助方面的内容不一定相同，以下内容有则借鉴，无则参考。

遇到危急重症患者，立即与相关科室取得联系，确保在第一时间给予诊治与抢救。

为行动不便患者提供陪诊服务，耐心指导患者到相应诊室就诊和做检查等，指导入院登记、挂号、缴费，提供物品外借服务，打印材料、相关证明的盖章服务，等等。

协助过程中，我们每一个环节都应向患者说明，不能只做不说，让患者不知所以然。而且必要事项既要告知又要获得患者同意。

在人手允许时，为行动不便且无家属陪伴的门诊患者提供挂号、看病的陪诊服务。提供服务前，应先征得患者同意"上午好！我是服务中心护士/导诊××。请问您是自己一个人来的吗？""我陪同您挂号吧！"获得同意后，走在患者左方，边走边以手示意："现在先去挂号。您这边请。"

对老、弱、残、重症等行动不便的患者，在服务中心人手允许时，可以提供搀扶陪诊服务，同样需要在征得患者同意后再"下手"："我来搀扶您吧！"搀扶服务是用助臂手势，即用一只手或双手，轻轻扶着患者的一只手或胳膊，让对方走得更稳。搀扶的关键在于手位，用离对方较近的那只手扶住对方的胳膊肘下方，另外一只手扶对方的腕部。如果对方左臂及左侧身体无疾患，则选择扶左臂，让对方走在我们的右侧。

陪诊或搀扶陪诊中，都必须注意把握和患者保持一致的行进速度。且在涉及钱款、密码等事项时，陪诊中必须做到眼神回避，同时还应做到提醒患者收好钱款、证件。

陪同或搀扶到科室或检查室，进入前先告诉患者"我们到××了，让医生给您看看／检查一下"。如是提供的搀扶服务，这时候还应将患者送到相应座位上，患者坐稳后，告诉患者"您先坐好，医生先给您看／检查，我在外面等您"。

"现在去做 ×× 检查。"

"现在拿 ×× 检查结果，找刚才的医生。"

"现在去付款，然后到一楼取药。"

"这是您的药，一共 × 种。每天服用几次、每次服用多少，这张处方单上也都有说明。您都收好。"

"您慢走，祝早日康复。"

有行动不便的患者来就诊，搀扶不能达到很好的协助效果时，可以主动上前询问，是否需要租用轮椅。在获得同意后，将轮椅使用办法、特别注意事项一并告知。如是一并提供推轮椅的陪诊服务，除了要注意陪诊服务的内容之外，还要注意行进速度上做到匀速、平稳，前进、到达或转弯除了注意速度，还应提前告知患者。上下坡路段，推轮椅时应谨防患者前倾跌伤，下坡路段注意防止轮椅滑走。患者做检查需要离座或再坐下时，注意做好配合。

向患者提供借用轮椅、雨伞、拐杖等相对高价值物品服务时，按本院规定进行必要程序后借用，归还办法也应一并告知。双手将雨伞、拐杖、老花镜、书写笔等物品递到患者手上，同时微笑注视对方。一定要将方便拿取或安全的一方朝向患者。

服务中心办理相关证明或盖章的窗口，如条件允许，可以在显著位置张贴都可以办理哪些证明或盖章的事项名称，及需要提供的具体材料及特殊要求。

像办理出生医学证明，需要提供新生儿父母双方有效身份证件、户口本原件及复印件、结婚证、出院证明。还要求新生儿母亲填写出生医学证明首次签发登记表（如不是母亲办理，要附委托书）……这么复杂的要求如果只是口述，听者极易记错。

如患者或家属提供的材料不符合规定或不齐全，不能为其办理时，即使再忙也要礼貌、清晰地解释原因，不可以粗鲁拒绝。同时再次说明具体需要提供哪些材料、证明。

患者手写的材料，都应请患者认真确认，尤其是涉及姓名、时间等关键信息时。

不能在服务中心办理但患者使用频率高的服务（如医保报销），可以在服务中心明显位置张贴指示牌，告知相关业务办理的具体位置，以方便患者。

预约服务事项

很多检查项目往往需要提前预约，才能来医院做检查，如 B 超、DR、CT、核磁共振、胃肠镜等项目。为方便患者，提高效率，现在预约事项多数都可以在手机上完成，但很多人不会在手机上操作，还是到现场预约。在服务中心预约，我们该怎样做好服务呢？

了解项目、确认时间。微笑注视对方"您是预约 CT，是吧？我查一下，您稍等。现在能预约的最早时间是 ×× 月 ×× 日星期二上午，您看这个时间可以吗？"得到肯定答复，再告诉到达的时间要求"您 ×× 月 ×× 日上午/下午 × 点之前到 CT 室报到（排号），别迟到哦。然后等着医生喊您（等着叫号）"。

告知注意事项。不同的检查项目有不同的要求及注意事项，可能是检查后的，更重要的是检查前的，必须提前告知患者，这是我们工作的一个必需流程。否则不仅可能带来检查的不便，甚至没法检查或造成无效检查。这就是"服务要想在需求前面，细节要做在问题前面，关怀要想在家属前面"的具体体现。

一位女士怒气冲冲地投诉。原来，前几天她来预约两癌筛查，但没人提醒她最好穿分体衣服，于是当天她穿了平时常穿的连体裤，结果非常不便。检查医生没好气地说："你连这个都不懂吗？穿这样的衣服怎么检查！"她既生气又尴尬："你们是医院，你们懂，可预约的时候没人告诉我这些呀！"检查结束，她面红耳赤地出来了，恨不得找个地缝钻进去。

上面案例说的女性两癌筛查时最好穿宽松的分体衣服；戴 Holter 及做心脏彩照、肝胆照影这些项目，要掀起上衣；核磁共振身体不能有金属物品（包括相应材质的假牙、牙套）；有的项目，要求提前多久不能进食，还有的项目在检查前要求喝水憋尿……

还有，需要提前多久到医院相应科室现场，到医院现场还需要做什么事项（比如有的到现场还要刷码报到或取号排队）……这些需要清晰、明确、分步骤地告知患者。

如单子上没有检查项目的注意事项，对于自己来医院的高龄患者，在预约好时间离开前，我们还可以做得更加温暖贴心一点，体现出人文关怀，如在纸上写清楚预约的项目、检查该项目的特殊注意事项（如提前多久停止进食等），医院名称，服务中心的电话等基本信息交给患者。

这些告知事项看起来很琐碎，但如果基于患者角度，我们医务工作者所有"烦琐"的服务又都很有价值。

其他注意事项

不要出现物料短缺的现象。我们前面说过，每天上岗的时候检查物品，如有短缺或损耗、损坏的要在第一时间上报、补充、维修。

不要出现空岗。避免出现工作时间现场无人的情况。引导服务多的时间段，提前做好人员调配，确保现场不空岗。

注意控制音量。是指正常情况下的交流沟通中避免大嗓门，不包括特殊情况下，比如为紧急的患者求救、奔跑。即使是有滚轮的转椅，也绝不可以坐在转椅上"呼呼"地四处跑，那种噪声让人反感。在服务中心，中途休息的时候，不管是看信息还是与工作有关的视频都务必调低音量。

注意个人举止。来医院的患者，在不同位置都能看到服务中心工作人员的举止言行，在患者及家属看来，服务中心同样代表医院。所以不要扎堆闲聊、打闹，工作时间不要有玩游戏、看娱乐视频、炒股等不当行为，同时避免出现不雅体态。

维护秩序。维护秩序也应是服务中心的职责。职责范围所在区域排队出现有人插队，应主动上前维护秩序。维护秩序务必注意语言举止的礼貌，走向对方，点头微笑后说："您好，现在是高峰期，排队的人多，大家都等了挺长时间，请您排一下队。谢谢您的理解和配合。""您好！请大家有序排队，窗口处理速度也会更快，这样大家都省时间。感谢您的理解、支持。"如出现拒不听劝、态度蛮横、恶意吵闹，影响到其他人的，可以请医院安保过来协助处理。

另外，包括在无烟区吸烟、乱扔垃圾、随地吐痰等不良行为，都需要及时礼貌地劝阻、制止，而不是指责。

特殊事项受理。有的医院将受理投诉职能划分到服务中心，而有的仍在院办或其他指定部门，但凡有服务中心，患者还是习惯来服务中心。所以在日常服务或接待中，服务中心就有责任收集患者或家属对医院、工作人员的服务质量、工作流程、服务态度及其他与诊疗相关问题的批评建议、投诉甚至举报。关于投诉的处理，在

第九课将有专门介绍。对于批评建议，务必表现出诚恳接受并感谢的态度，即使批评得不客观，也要本着"有则改之，无则加勉"的态度接受。来服务中心举报的，首先应注意安抚患者或家属、表达同理心及感谢对医院工作的支持；在了解情况、获得授权之前，不应代表医院发表意见。尤其对于投诉，可以请患者或家属留下联系方式，尽快处理并反馈结果。做到大事化小、小事化了。

积极配合协助。服务中心事情繁复杂乱，所以同事之间务必做好积极的配合与协助，只有这样，才能有一个更加高效、更受患者信赖的医务服务中心。

小提示大道理

为满足人民群众对医疗体系新成就的获得感、幸福感、安全感，我们服务中心同样责无旁贷，努力做到"特殊病人有人助、咨询有人答、困难有人帮、问题有人管、矛盾有人解"，为患者提供更加高效、便捷的就医服务体验。

第八课

优质医患沟通礼仪

THE
EIGHTH LESSON

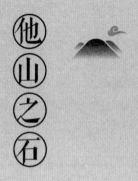

他山之石

一位患者忧心忡忡地来医院看病。

挂号、排队一个半小时后，终于坐到医生面前。医生问了症状，头也没抬，就让患者去做心电图、彩超和造影。

患者一听就生气了："做心电图不就行了吗？我邻居不舒服，人家医生看心电图就行了。我为什么还要做彩超和造影？做这么多检查？"质疑中带着愤怒。

医生微张略干枯的嘴唇，依旧头也没抬："让你做就做，做了就有用！下一个！"

患者没有去做这些，而是直接去院办投诉，说医生态度太差，乱开诊断，就是要多让患者花钱，肯定有提成、有黑幕！

医院主管领导向患者及医生了解详细情况后，告诉患者："不舒服的表现看起来差不多，但病因可能完全不同。心脏好比一间屋子，彩超是为了看屋子有多大、墙结不结实、漏不漏水；心电图是为了看电路有没有短路、漏电；而造影是通过发光物质看铁皮裹着的排水管堵没堵……三个检查不能互相替代。"医生是根据患者的症状安排的检查项目。

虽然最终患者向院领导表达了歉意。但这件事告诉我们，在诊疗中，医护人员，尤其是医生一定要注意适当沟通、善于沟通，保持沟通的习惯，以让患者了解、配合，提升诊疗效果和患者满意度。

医患之间存在对医疗信息的了解、专业知识素养等方面的完全不对称问题。同时，随着物质文化生活水平的不断提高，患者在就医过程中，越来越在意心理感受、重视个人权利，同时更希望"知其所以然"以便"防患未然"，这就使得医患之间的沟通变得极为重要。大众网曾报道一份调查：医患纠纷有 85% 以上是因双方沟通不善造成。"有的是沟通不到位，有的是不会沟通，还有的根本没有沟通。"用妙语化解矛盾，用仁心抚慰病痛，用沟通成就信任。

关注和关心的原则

即便面对能"悬丝诊脉"的神医，患者也还是希望自己能被更多地关注、关心，避免"失之毫厘，谬以千里"，认为这样才能真正被悉心医治。"关注和关心"是医患沟通中必须重视的原则。

耐心倾听就是关注关心

患者介绍情况或提问时，医护人员表现出耐心倾听是关心患者的具体表现。患者来医院希望医护人员能关心他们、了解病情，并以专业、对症的医疗方式诊治疾病、解除痛苦，这才是他们最希望的。而不是接诊、护理中看也不看他们。即使对患者的病情成竹在胸,可关键是患者怎么知道呢?医疗事故、误诊、错诊时有发生,患者能不担心吗?

退一步说,虽然医护人员发生失误的概率确实很小,但也难免。万一发生,对医务工作者来说或许只是"医疗事故",但对患者或其家属来说就是一万分的不幸,往往是无法弥补的伤害。所以,作为医务工作者,应尽可能用我们的同理心,共情地关注、关心每一位患者,展现医护人员对患者的爱。

做好说明、解释也是关注关心

给患者看病时,要避免心不在焉,接打手机或不时地看手机,而是尽可能多主动询问情况、了解病情。即使在医生看来是简单明了、容易确诊的问题,对患者来说"隔行如隔山",也都是抱着渴求的心态,希望医生能适当地给予解释、说明,这样才感觉踏实、放心。

小吴患肺炎住院超过半个月。小吴了解到,一般肺炎也就一周或半个月就能有效控制并出院,他都住院半个多月了,怎么还不能出院呢?医生在给他听诊后说:"还有啰音,继续输液。"小吴好奇自己到底得的是什么样的肺炎?护士说不知道,主治医生也没明说。

在他的强烈要求下,第二天主治医生陪着呼吸科主任来了。小吴又问科室主任,他怎么还不能出院?科室主任看了看化验单说:"你得的是支原体感染的肺炎,比较顽固,治愈慢。从刚才听诊的情况判断,你的左下肺炎症还没有全部消失。"

"原来是顽固型的肺炎，炎症还没完全消失。早这么告诉我，我也安心了。"小吴喃喃地说。

在和患者沟通时，交流用语应通俗易懂，少讲专业术语。在患者看来，医生说了半天让他们听不懂的话，反而会让他们浮想联翩，所以还不如不说。

患者需要做某些检查时，即使因为某种原因而表现出犹豫，医生也不能不负责任地说"做不做自己考虑吧"之类的话，让患者和家属无所适从。而应从关心患者的角度，把是否做检查的利弊说清楚，以便患者及家属对是否做某些检查做出自己的判断（见图8-1）。

做好说明，还包括对某些可能让患者产生误会的行为的适当、适机的解释。尤其是现在多数医院的门诊信息都实现了互联互通，特别是同一家医院内，包括拍的片子都可以通过电脑端看到。所以多数情况下，患者以为医生不看纸质门诊记录或胶片就开药，其实医生已从电脑中看到了需要的既往诊断记录、化验检查结果。这一点医生最好向患者说明，这其实就是一句话的事情"我在电脑上看到了你的……"

关注关心有利医患沟通

询问病史时，医生的关心是基本态度，通过沟通获得所需信息，而不是像"审讯"。医生工作压力的确很大，每天为了多看患者，甚至主动少喝水、少去卫生间，中午减少休息时间提前接诊……即使这样，平均分到每位患者身上的时间仍然十分有限。所以，对于话

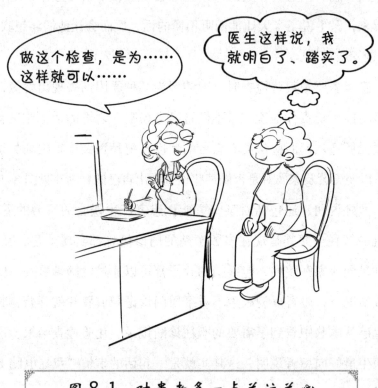

图 8-1　对患者多一点关注关心

多的患者，如果任由其诉说（而且多数的内容，在医生看来是无效信息），会影响后面的患者就诊。即便如此，医生还是应稍微耐心些，必要的时候可以用引导式的询问来岔开患者的话题，这比直接打断要好得多。

以关心的方式沟通，有时会获得正常沟通无法获得的效果。医护人员需要尊重患者隐私，但有时隐私又是了解病情的关键。这时要善于从患者的神情和叙述中探查到其病情背后的"难言之隐"。虽然医生意识到患者"有事"，但也不宜贸然提问。可以似问非问，以关心的方式说："您心里还有什么烦恼？"很多患者或许在短暂的思想斗争后将隐私告诉医生。用这种方式，即使患者回避，双方也不会难堪。

很多患者都伴有心理焦虑。比如慢性咽炎是一种顽固型疾病，因此会有个别患者甚至嘀咕自己是否长了瘤子。遇到这样的患者，医生应先耐心解释病情，告诉患者不是肿瘤，用药后慢慢就好了。如果患者还有顾虑，就以关心的语气建议患者做相关检查。如果真的疑似肿瘤，也不要急着把自己的怀疑告诉患者，而应对患者说："您的咽部长了个不明物质，为了更好地诊断，需要您做个检查。"这样即使检查结果不好，患者也不会感到意外。

住院的患者由于需要和家人暂时分开生活，一些生活习惯也会因住院而改变，容易产生强烈的无助感，这时患者非常需要医护人员的关心。一声问候、一句关切的话语和一个关注的目光，都可以让患者感受到关心："×床×××，今天医生给您开药了。这药是治疗××的，每天×次，一次吃×片。您的壶里还有水吗？我给您倒点热水。"

表达出对患者尊重

医疗操作的最高原则就是"珍视生命，患者为重"。而表达尊重就是告诉患者，医护人员很乐意为他们提供帮助，很重视疾病情况，会全力以赴地治疗。从而最大限度地给患者以安全感。

尊重患者人格尊严

患者和医护人员在人格尊严上是平等的。但在医院这样的特殊场所，加上医护人员忙碌的状态以及个别医护人员缺乏关爱的举止行为，难免让一些患者觉得医护人员并不尊重自己。尊重患者的人格尊严，主要通过语言和举止两方面体现。

语言上。就医过程中的语言情感很重要，语言上首先表达出尊重。说的内容、语音语调、表情都应注意。交流中多用敬语谦辞，"请""您""谢谢""对不起"这样的话在医护人员看来简单得不能再简单，但患者会立即感受到医护人员的尊重，同时也体现出患者和医护间的人格平等。

说话时，需考虑患者的理解认知特点，及不同地域、不同文化层次的情况，否则说出的话让患者听不懂，反而不是尊重的表现。比如，"输液"，年龄大的患者或有的地方说"挂水""打点滴"更能听明白；对于"洗手间"，有的人可能更习惯说"厕所"……再如，采血在检验科。只告诉患者去采血室，不说去检验科，而墙上只有"检验科"的方位指示牌。

说话时注意有眼神交流，避免语气语调过于严肃或动不动就皱眉；要有称谓，不可以只叫床号。多一点耐心、多一点倾听。面对个别患者的不合理要求，即使拒绝也应耐心解释原因，不可以粗暴地直接说"不"。

为患者着想，应注意适当表达出来，这样更能获得患者的理解、配合及敬意。

接诊一位老年患者时，蒋医生根据患者情况，只为其开了一服中药，并说："您家离我们东区医院很近，后天我正好到那里坐诊。今天先给您开一服药，看您服过后有什么反应，然后我再调整用药。这是因为之前您吃西药时间太长，如果我开的中药量大，害怕您花冤枉钱；药量小又达不到理想的疗效。"

这样的表达方式，无疑体现出医生对患者的良苦用心、尽心尽力，尤其是对老年患者来说，所谓"老吾老以及人之老"，这当然是对患者的极大尊重，对"医者"职业的敬重。

还有情绪上的安抚、治疗中的鼓励，关爱的话语，诊治、手术后的祝福语，也都是尊重患者人格尊严的生动体现。

举止上。对重危、创伤患者，不能有厌恶表情；对不治之症的患者，给予安慰、鼓励，帮助其树立战胜疾病的信心，信心胜过黄金。尊重患者和家属对病情的知情权，根据需要及时通报病情、诊断及治疗情况，对患者和家属配合治疗提出指导性意见；药品使用有特别注意事项的，及时向患者介绍清楚。

医护人员在操作期间不应带手机，以免手机鸣响分散注意力或影响操作，同时也造成患者的不安情绪。即使同事告诉有你的电话，只要不是很重要的事，都应请同事转告来电者，稍后回复或稍后再打来，并按原医疗操作有条不紊地继续进行，让患者感受到他的重要性。

治疗过程中应多从患者角度考虑对方的感受，如温度、舒适度等。做一个有人情味儿的医者。

尊重患者的权利

医疗最后的决策者往往是患者及其家属。另外，某些疾病的有关治疗也和患者配偶和家庭密切相关。所以，医患沟通中应充分考虑患者的自主权利，不能损害、侵犯。

知情权。知情权体现对患者的人格尊严和个性化权利的尊重。知情权包括对所患疾病、严重程度及预计后果进行了解的权利，还包括获得及时治疗的权利和诊疗措施、治疗方案的选择权，医疗费用的知情权和隐私的保护权。比如输血签字、谈话记录签字及手术签字等。

由于医疗工作的特点，即使在医患之间达成知情同意，医护人员在实施护理措施和实际操作中，也应为患者提供和补充相关医疗信息并接受咨询，做好医患之间的知情同意，建立良好的医患关系。但在实际医疗工作中，从关心患者角度出发，有时需要权衡患者"知情"后的利害关系，把握"知情"的内容和尺度。如果"知情"会使患者受到伤害，可以不告知；而"不知情"能带给患者愉悦、促进健康，那就选择让其"不知情"更妥当。比如癌症晚期患者，医护人员就可以和患者家属做好沟通，并对患者暂时善意隐瞒。

保密、保护隐私权。为患者保密，尊重患者的隐私权是良好医患关系必须遵循的原则。当患者的身体存在某一缺陷或某种特征时，或患有不愿被外人知道的疾病时，医护人员有职责为患者保守秘密，不私下传播扩散。在医患沟通中，应尽可能地使用保密设施和保护性措施。比如检查患者体征时，如果不需要有证人在旁（除男医生为女性患者做生殖器官等部位检查时必须有女护士在场外），可以单独在一室做检查；条件不允许时，也应用布帘、屏风遮挡。对患者身体部位的特别征象不应表现出大惊小怪。

了解医患沟通技巧

患者来就医，无论是和医生、护士还是和医技人员打交道，都离不开沟通。良好沟通，事半功倍，医患和谐；不良沟通，事倍功半，容易发生误解甚至引起纠纷。要注意哪些技巧呢？

医患沟通一二三
医患沟通，我们首先应做到"医患沟通一二三"，即一颗同理心、两个避免、三个留意。

一颗同理心。这一点很重要。同理心就是将心比心，在这个前提下，自然就有了耐心和体谅心。很多病因还处于未知，患者的要求遇到技术局限，如没有同理心的耐心解释，很容易造成误解甚至冲突。

两个避免。避免使用易刺激患者情绪的语气和语言，避免过多使用专业词汇。医护人员说的专业词汇，对绝大多数患者来说就是不知所云，这种以医护人员自身立场为出发点的不对等沟通，并不是最好的沟通方式。

三个留意。留意患者受教育程度及沟通时的感受，察言观色；留意患者对疾病认知程度和对交流的期望；留意情绪反应（包括留意自己的情绪并自我控制，留意患者的情绪并注意安慰引导）。

注意信息对称

医患双方的沟通内容需要彼此确认和反馈，注意信息的对称，避免想当然而产生的不良沟通。医患间的不少问题往往由最初的沟通不良所引起。所谓"术业有专攻"，医护人员认为的基本常识，往往和患者的认知相差甚多。

护士小丽给老李发口服药。因为老李需长期服用维生素C，所以医生给他开了50片。小丽拿着药瓶向老李详细解释药的服用方法："这是维生素C片剂，您每天吃3次，最好在饭后吃。"老李不停地点头。小丽刚走一会儿，巡房的医生路过老李床旁，发现他把所有维生素 C 片剂倒了出来，正在认真地数数。医生感到非常奇怪，一打听，原来小丽没说 1 次吃几片，老李理解为 50 片维生素 C 分 3 次吃，正准备把药分开。经巡房医生解释，老李很恼火，马上投诉了小丽。而小丽辩解说稍有点医学常识的人都知道不可能一种药一次吃十多片（见图 8-2）。

由于医患之间对医学知识的认知有差距，往往习惯性地认为对方也了解所谈事情的前因后果。所以医患沟通中，医护人员必须以患者的角度为出发点，尽可能确保对方能完全理解。不能用"我以为"来作挡箭牌，你以为你以为的就是你以为的？比如药剂的服用方式、医疗的注意事项等，交代清楚、反馈明确。

信息的对称，也包括医护人员的主动介绍、说明，不管是解释还是建议，都应该让患者知道原因，而不是见面就只开药，来看医生变成来开药。有时在医护人员看来理所当然的注意事项，但患者可能不知道甚至有相反认知，所以医护人员适当适机的沟通就显得极为重要。

注意沟通立场

由于沟通的主要内容是已知固定的，沟通又受到时间的限制，所以在跟患者沟通中，如处理不好谈话立场，将容易使患者误解医护人员缺乏同情心和耐心，从而引发不必要的医患矛盾。

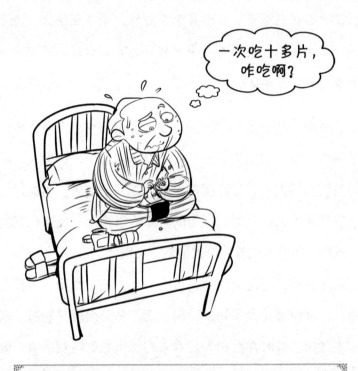

图 8-2　和患者沟通中应注意确认和反馈

王先生8岁的儿子送到医院门诊时，一直在叫疼，小脸憋得通红，脸上满是细细的汗珠，身子缩成一团。急诊医生为他检查腹部，腹部柔软，没有摸到包块。医生决定先查血项、做B超。

折腾了十多分钟，见儿子仍然痛得厉害，王先生就着急地质问护士："来了这么久，止痛针都不打。你们是怎么救死扶伤的？"

值班护士一听，反驳说："你叫打针就打啊？就知道打针，一针打下去什么都看不到，误诊了你负责？"王先生当时肺都要气炸了，急得像热锅上的蚂蚁一样走来走去。

值班护士要是这样解释："如果给孩子打止痛针，止痛之后其他症状就被掩盖起来，不利于观察病情和确诊，而且还容易误诊。您别急，再稍等一会儿，相信医生。"王先生也不会太着急上火。

避免不当语言

在就医期间，患者及其家属的心理特别敏感。有些语言在医护人员听来没什么，但在患者或其家属听来，可能就是不好的暗示或会引起不好的联想，极大影响患者的心情、心态。所以医护人员在与患者或家属沟通中，要注意避免使用容易让人误解的、引发歧义的语言。

为抢救一位突然出现病情变化的肺心病患者，正准备为其输氧时，值班护士脱口说了一句："哎呀，没气了！"实际上，她是指没有氧气了。由于她过分紧张没接好氧气，导致鼻导管内无氧气流出。

就是因为这句话，患者家属马上就变得很生气，并投诉了值班护士。

还有一些含义模糊的词，诸如"差不多""可能"，或者让人听着不痛快的词，如"欢迎""再见"等，也容易引起患者及家属的不满。

避免不当语言还包括语言应适当灵活，不要硬邦邦，否则会带来适得其反的沟通效果。比如患者一进诊室就说肚子疼，要开药。如医生说"没检查开什么药！"这种表达方式加上耿直的语气，我们熟人之间常用，看起来是负责任式的关心。但跟患者这样说，就极易让患者反感。完全可以换个方式表达这个意思："开药，可以啊，但要看什么药最对症。所以需要先看看到底是什么原因引起的。您先坐……"

医护倾听技巧

医护沟通不仅是自己说，还要听患者说。提倡倾听，不仅仅是听患者说什么，还应注意对方的声调、频率、措辞、表情、仪态等非语言行为，通过这些微表情获得更多信息。

不要随便打断患者的话或不恰当地改变话题、转换话题，以免患者思路中断，从而影响交流。这也包括不要急于做出判断或下结论，不评论患者的谈话内容。

做出适当的反应和反馈。不时地对患者的话做出适当反应，并提供反馈信息，表达共情，帮助患者更清晰地表达自己的感受等医护人员需要的内容。

适当的鼓励性表示。各种能表达对患者的谈话感兴趣的鼓励性表示，都能促进沟通的顺利进行。比如轻声说"是""嗯"或点头等，表示你正全神贯注地倾听并鼓励患者继续说下去。有时也可以用"就这样讲，请继续""还能说得详细点吗"等语句表示鼓励。还可以通过经常称呼患者姓氏、经常保持目光的接触、友好关切的表情等来表达对患者的关心和认真倾听的态度。

当患者说得很专注，哪怕认为是废话也应注意听，对患者来说有时诉说也是一种发泄，同样有利于治疗，我把这种治疗称为"话疗"。作为听者的医护人员可给以适当回应，而不是表现出不耐烦。

注意重视反馈

我们医护人员与患者的沟通，除了我们自己怎样说、怎样听对方说之外，还包括要重视反馈。当我们提出问题之后，患者的回答；用药、护理操作或手术之后，患者说的效果、感受或问题……这些都是反馈信息。我们医护人员不仅要表达出在倾听，还要留给患者"你说的这些信息我很重视"的印象。而不是患者反馈信息的时候，我们头也不抬地干其他事，没有任何反应。为什么要重视反馈呢？站在患者的角度来说，他们认为这些信息应该和病情密切相关，希望得到重视，以期更快更好地康复。

医护有效提问与告知

医院是一个特殊场所，有些场景下的告知确实需要语言上的技巧，直来直去的沟通方式有时欠妥。而提问也是如此，即使商务场合的提问都需要技巧，何况面对身心可能有恙的患者呢。

医护提问技巧

怎样才能更好地和患者交流？怎样才能从患者那里获得需要的信息？当然是要掌握提问技巧。

问题要有针对性。提问前，对患者的情况应做基本的了解，比如了解对方病情及心理状态。提问要有针对性，先考虑"我要达到什么目的？我这样问好不好？会不会引起患者的抵触情绪？遇到敏感问题怎样提问才能避免患者的反感？"等。

避免"哪壶不开提哪壶"。每个人都有隐私和忌讳，患者可能有不愿意让其他人知道的事情，所以提问时要懂得察言观色，如发现患者不愿合作，则要灵活地改变话题。

一位患者需要换床位，护士问患者"陪床的呢？"患者说："没有，就我自己，大家都顾不上。"护士接着便说："都住院了，连个陪床的都没有？"患者沉默，不再说话。护士走后，这位患者马上打电话，并在电话里嚷嚷了一通，一连几天心情都不太好，直到家属风风火火地从外地赶来。

问话要自然、人性化。每天早上护士查房的时候，可以用问候的语气问患者："小王，昨晚休息得还可以吗？""赵阿姨，早上好！今天感觉怎么样？""头痛好些了吗？"等，让患者感到亲切自然，感受到关爱。

选择合适的提问方式。医患沟通中应根据情况选择不同的提问方式。

开放式提问：对答案没有暗示，可以敞开、自由回答的问题，对方可以用描述、解释、比较等方式说明他的想法和感受。例如"哪儿不舒服？"通过这类提问，可使我们获取更多资料，营造互相沟通的气氛。这种方式适合于和患者初次沟通，想对病情全面了解时使用。

封闭式提问：这类问题回答简单且固定，通常只要求回答"是"或"不是"。例如，"你昨天头痛，是吗？"这种方式适合于已对患者有一定了解，想要确定更详细症状时使用。

选择性提问：这种提问对患者的回答有限制。如"您两个部位疼痛的程度有差别吗？头痛厉害些还是腹痛厉害些呢？"这种方式同样适合于对患者症状有一定了解，想要缩小信息范围时使用。

适时反问：适用于针对患者的说话进行复述核实。例如，"您今天比昨天好些了，是吗？"这类方式用于核实与患者谈话的真实性，保证资料收集的准确性。

医护告知技巧

告知的形式有口头告知和书面告知，这里只介绍口头告知。在告知中，使用一些技巧既可以达到告知目的，又能增进医患沟通效果。

入院诊断告知技巧。一般根据医生的诊断书，把入院诊断直接告诉患者及其家属。但对于危/重症患者，告知的时候需要慎重。如某些癌症患者初次入院时精神脆弱，告知诊断时要和家属协商，考虑患者的心理承受能力。可以先安抚："有小部分可能变异的细胞需要进行化疗。"然后再一步一步让患者接受事实，并给予鼓励："很多人和您一样都在积极治疗，他们和您一样坚强！"

入院制度告知技巧。住院时，从患者的角度出发，护士有义务向患者详细告知入院的相关制度："上午是治疗时间，有医生和护士来查房并实施治疗，您别出去了，外出检查请对我们说一声！""请您保管好自己的贵重物品！""为防止病情变化，住院时间请别在外留宿！"……

这样的话，患者听起来比较舒服，也更容易接受。如果单纯说"不准"，难免让人产生抵触情绪，使患者本来就压抑、低落的情绪更受影响。

检查及治疗注意事项告知技巧。患者刚入院时，检查项目较多，对治疗不了解，对环境也不熟悉，有时难免会感到心烦意乱。这时候护士应提供帮助和耐心解释。例如，"心电图室在二楼！""您明天早上空腹抽血，今天晚上十点后就别吃东西了，不然会影响检查结果的准确性！"医护人员对患者每次告知的内容不要过多，注意表达清晰，用词通俗易懂，让患者理解并记住。

催款告知。在临床工作中催款是一件头痛的事情。患者对这类问题非常敏感，一不小心就容易遭到患者的冷言冷语。

护士说："郑大爷，要拿药了，什么时候去交钱？"老郑烦躁地回答："又要我交钱，前几天刚交过！"这种沟通方式，无疑让患者反感，造成医患关系紧张。如果护士换个方式说："郑大爷，你前几天交的费用已经用完了。今天用的消炎药是 200 元钱。"老郑的心理接受程度就会不同了，可能会配合地说："哦，好吧，我就去交！"

虽然催款会让人感到不愉快，但如果能在措辞、语气、语调方面下点功夫，就会起到良好的效果，患者也能理解并配合。现在很多医院用预存款到一卡通或医保卡的方式，更方便医院的管理。也有不少医院实现了床旁结算，更是极大方便了患者。

医护怎样说服患者

临床中，医护人员经常会遇到患者对检查、治疗、护理、饮食、休息等问题不理解、不合作或难以接受的情况。置之不理，不利于患者的康复及工作的开展；简单粗暴的命令式语言，往往会让患者更反感。怎样才能更有效地说服患者呢?

从患者利益出发来劝说。告诉患者,这是为他身体健康着想,从而达到说服目的。比如肿瘤患者放疗时,一般需每周检查1次血常规。有的患者拒绝检查,主要是因为他们没意识到这种监测是为保护自己的配合治疗。这时候医生或护士就应从维护患者利益的角度,告诉患者检查血常规的目的和作用。

护士小刘走到王女士床前,说:"王阿姨,抽血了!"

王阿姨拒绝说:"我太瘦,没有血。不抽了!"

小刘耐心地解释:"抽血是因为要检查骨髓的造血功能,像白细胞、红细胞、血小板等,血象太低了,就不能继续做放疗,人会很难受,治疗也要中断!"

王阿姨好奇地问道:"降低了又怎么样?"

小刘说:"降低了,医生就会用药物使它上升,仍然可以放疗!你看,别的病友都抽了!抽一点点血,对您不会有什么影响。"

王阿姨默默地伸出了胳膊。

灵活使用夸奖的语言说服。生活中我们用夸奖的语言往往能获得他人的好感。虽然夸奖不是包治百病的灵丹妙药,但却能对患者产生一定影响,让患者可以一扫得病后的烦躁、自卑心理,获得信心。在这种美好的感觉之中,会增强对医护人员的信任与好感,一定程度上也会更容易支持、接受医护人员的观点或建议。这种比强行命令、说教式劝说，往往更有效。但用夸奖的方式进行劝说，要求内容适当、有依据、不夸张，且应是患者情绪相对平稳时。

　　刘医生听管床护士说周大爷不配合治疗，于是来到周大爷床前。

　　刘医生：周大爷，早上好啊！吃早饭了吗？

　　周大爷：嗯！（不太想搭理的样子）

　　刘医生：听护士说您胃口很好。

　　周大爷：那当然！

　　周大爷的脸扬了扬，有点得意。

　　刘医生：那真好！我都有点羡慕您呢！我经常早上的胃口都不大好！

　　周大爷笑了。

　　刘医生：这和您长期有规律的生活，喜欢锻炼身体分不开。说明您很自律。

　　周大爷：那是。自己身体好，也是对儿女负责。

　　刘医生：的确是这样！周大爷，您真为我们大家上了一课。

　　周大爷：但人也得服老啊，我这不还是来医院麻烦你们了吗？

　　刘医生：谁都难免有生病的时候，现在医学这么发达，加上您这么自律，都不是问题。哦对了，周大爷，下午要给您 ××。

　　周大爷：好吧，刘医生。

　　刘医生：周大爷，谢谢您的配合。好好休息，有事您叫我。

用获得患者理解的方式说服。通过与患者或其家属的交流，在坚持原则的基础之上体谅并尽可能地解决患者的实际困难，让对方理解自己的行为，从而达到说服目的。

患者妹妹来到护士站，要求特许她姐姐使用自备的微波炉："护士长，我姐的孩子不在身边，我也没时间总过来，我姐想吃点热的都没人给送。我把微波炉带来了，麻烦您允许使用。"

护士长说："我能理解，也很同情，但病房是不允许用电器的。你看，我们办公室用的微波炉也需要用电许可证才能用。这样吧，以后你姐姐的饭菜拿到我办公室来热，你看行吗？"患者妹妹："我已经带来了，您就同意吧！"护士长："实在对不起，我不能违反原则，也请您体谅！"

患者妹妹虽然多少有点不高兴，但还是配合地说："那好吧。给你们添麻烦了！"

劝说时务必考虑患者的自尊，不要把劝说变成随意的批评。医患之间考虑问题的角度不同，双方会习惯性地选择不同的行为来维护自己的权益。所以在说服过程中，一定要照顾对方的自尊心，因为患者心理本来就比较脆弱和敏感，所以不要随意批评，如"你怎么能这样做呢？""你怎么又不抽血？就你事多！""肯定是你错了！"这些批评的话，容易引起对方反感并挫伤患者的自尊。所以随意批评的话语，不仅达不到说服的目的，可能还会影响患者的治疗效果，甚至引发医患矛盾。

医患情景沟通礼仪

人文素质高的医护人员，不管在哪种医疗场景中，都能让患者感受到信任、温暖，同时也善于把一些医疗知识和风险等告知患者，从而消除患者的抵触情绪；诊疗过程中，病情发生变化时，能及时与其适当地沟通，向家属交代病情，不要总觉得"讲了他们也不懂"而不去讲，应让家属能充分了解和有足够思想准备，消除双方认知上的差异，避免因为认知上的不同而造成误解。

在具体场景下，怎样更有效地和患者沟通，是广大医护人员都应重视的问题。

检查中的沟通

患者在检查、治疗中，医护人员可以结合实际病情和患者沟通。主要包括：向患者说明检查治疗的目的。任何检查、治疗都是根据病情的发展，为疾病的诊断和治疗提供科学依据，必须及时告知患者，使患者认同并主动参与。如果是属于新技术项目的特殊检查治疗，如磁共振、CT断层扫描等，考虑到费用较高，应和患者商量并得到认可。

患者因对医院环境的陌生和诊疗相关知识的不熟，容易产生紧张情绪，所以要简单地介绍检查、治疗的过程以及检查治疗中的具体注意事项，以便患者配合医护人员的工作。比如做 CT 的时候是不是可以吃饭，身上戴的饰品要取下来，做盆腔 B 超什么时候开始喝水最合适……

在检查中，性病患者的心理活动最复杂，所以他们说话往往吞吞吐吐，目光游移不定。检查人员一定要一视同仁地做好检查工作。表情上不能有特殊表现，比如盯着或者上下打量患者，甚至窃笑。

当检查结果显示正常或患者的病情好转时，医护人员应适时地表示鼓励、祝愿："您看，检查结果挺好吧？继续保持健康的生活方式"如"今天的检验报告显示，你的病情有明显好转，真为你高兴！继续加油！"……以共情的心理，不时地给患者以鼓励和勇气，让他们增强战胜疾病的信心。

总的来说，检查治疗过程中的沟通，必须围绕患者最关心、最需要注意的事项或最愿意沟通的内容来交流，并通过观察患者对治疗检查的反应，及时掌握病情变化。

护理操作前沟通

在临床护理服务中，护士面对的是生病的人，不是模拟练习的假人。而人是有感情有思想的，如果只注重完成护理操作，忽略患者的心理需求，容易造成患者对护理行为的反感。护士工作繁忙，每天要为患者做各种各样的护理服务，而如果操作前能做好沟通，势必能对护理工作起到事半功倍的作用，也就能让患者愉快地接受护理，同时也更好落实了"以人为本、以患者为中心"的服务理念。

老刘因患血小板减少性紫癜住院，医嘱为止血敏、卡巴克洛肌肉注射等。护士小孙核对医嘱后，来到病床前与老刘交流。

小孙："刘大爷，今天感觉怎么样？"

老刘："还好。就是皮肤有出血点，我担心是不是病情加重了。"

小孙："您是血小板减少引起的皮下出血，医生给您开了卡巴克洛肌肉注射。这个药是毛细血管的止血药，能减少皮下出血。您别怕，我会很细心地给您注射。如果有不适，您随时告诉我。"

小孙细致地观察老刘注射部位的皮肤有无红肿、硬结等情况，然后说："刘大爷，请您做好准备，过一会儿就给您打针。"

小孙准备好医疗用具及药物，推车到床边，告诉老刘注射一侧的小腿要弯曲，大腿伸直，放松臀部肌肉，注射时放松，不要突然改变体位，这样能减轻疼痛。小孙协助老刘找到舒适的体位，然后按操作要求进行注射。操作中，仍在沟通交流，分散其注意力，使老刘在轻松的氛围中完成了肌肉注射。

护理工作的操作性很强，技能熟练程度关系着患者的治疗效果。如果一言不发就操作，当然难以获得患者的积极配合，从而影响治疗。在进行各项护理操作前，应向患者解释并介绍相关知识，讲解操作目的、意义及配合方法。沟通时尽量使用通俗易懂、简洁明快的语言，让患者听清楚；同时，态度要温和，使患者获得亲切感、信任感，从而积极主动配合医护人员，顺利完成诊疗操作。

手术前的沟通

手术会使患者产生较强的紧张情绪。患者入院后盼望早日手术，一旦安排手术往往又惶恐不安，吃不下饭，睡不好觉，害怕疼痛，担心手术出意外……

手术前，护士应认真倾听、耐心回答患者提出的问题，态度诚恳地向患者介绍有关手术的情况，尽量取得患者的信赖、增加患者信心。根据不同的患者，用恰当的语言交代手术中要承受的痛苦。而手术后需用鼻饲管、引流管、导尿管及需在身上附加仪器的患者，手术前也应及时说明，让患者做好心理准备。如需做气管插管或术后放置鼻饲管而影响说话，就应事先告诉患者到时怎样表达自己的需求。

老周需做阑尾切除手术。护士小刘到病房跟他谈有关手术的情况。

小刘："老周，医生给您约了阑尾切除手术。"

老周："是啊，医生跟我说了。现在我紧张得要命。"

小刘："您现在的紧张是正常反应。阑尾切除只是一般的手术，您不用太紧张。而且，麻醉师还会给您做局部麻醉。只是在麻醉进针的时候会感到有点痛。手术当中您是清醒的，医生在手术中牵拉脏器时，可能会有点不适和牵拉痛。您可以做深呼吸，并努力放松自己，这样能减轻疼痛。现在我教您怎样做深呼吸。"

教完之后，小刘接着说："等手术完成后，我们会送您回病房。

到时我们会把床头摇高，您手术后要睡半卧位，这样一方面能减轻伤口的牵拉痛，另一方面也可以避免腹部感染。"

老周："我知道了。谢谢护士。"

由此可见，手术前和患者进行有效沟通是非常必要的。

签字前的沟通

为更利于检查或治疗，并让患者及家属享有知情权，患者在接受各种检查和治疗前，医护人员有必要将注意事项及可能存在的后果告诉患者及家属，取得患者及家属的同意，同时要求患者或家属签名。如果沟通良好，患者对有关检查和治疗有正确、积极的认识，会愉快地接受和配合；反之，患者会因害怕而出现不必要的担心甚至拒绝接受治疗。那么该怎样沟通呢？

首先，医护人员要说清楚检查或治疗目的，并让患者及家属了解各种检查或治疗可能发生的不良后果，解释过程中掌握尺度和分寸，既要让患者及家属了解有可能发生的不良后果，又要避免产生过度的焦虑情绪。其次，患者及家属签字前，医护人员应逐条解释，而不要将一些知情同意书交给患者自己看，因为知情同意书中有的条款患者不一定能够正确解读，从而导致错误的理解。患者及家属签字前，医护人员应注意沟通内容的重点，交流时做到详略得当，必要时对重要内容进行重复说明。

患者："护士，我听说化疗会有生命危险，是吗？"

护士："化疗是有很多毒副作用，其中最严重的就是骨髓抑制，常见的有白细胞和血小板低下，当它们降低到一定程度时就会有生命危险。但我们会采取一些措施，只要您能配合，一般都能得到预防和控制。"接着，护士向患者介绍相应的措施和注意事项。

患者"这么说我就放心了"，然后痛痛快快地签了字。

手术后的沟通

患者经过手术，尤其承受大手术后，一旦从麻醉中醒来，便渴望了解手术效果。由于身体组织受到程度不同的损伤，会感觉到伤口疼痛，加上身体不能自主活动，容易产生焦躁情绪。

医护人员在手术后应尽量保持亲和的表情，不要板着脸，避免让患者或家属误以为手术有问题。

这时候，医护人员和患者的沟通要做到及时、全面、周到，这既是职责所在，又是对患者的尊重、爱护，及对医者职业的敬重。沟通要注意两方面：一是手术效果的告知。不是所有的手术都能成功，对于手术无法治疗的疾病，必须根据患者的知情要求和患者对不良信息的处理能力进行沟通。二是沟通的内容应主要是术后的健康促进和健康维护，如术后的注意事项（像注意翻身、生活护理、适当活动和休息等）。对患者的不适如疼痛、活动受限和心理反应等，应充分理解，同时帮助患者缓解疼痛，减轻抑郁反应，使患者顺利渡过术后难关，争取早日康复。

分娩前的沟通

分娩对产妇来说是一种压力。由于产程较长，产妇容易产生焦虑、紧张和急躁情绪。同时，入院后由于环境的改变，产妇会产生陌生和孤独感。这就需要医生、护士或助产士通过产妇的言语、姿势、感知水平及不适程度，评估其心理状态，鼓励孕妇提问，并对错误概念加以澄清，耐心地向孕妇讲解有关分娩准备方面的知识，针对孕妇的焦虑和恐惧的特征性心理反应，给予恰当的心理支持。并介绍分娩镇痛的知识，帮助孕妇减轻分娩时的不适感，鼓励家属参与及配合，让孕妇对分娩充满信心。

由于护士懂得正确的妊娠、分娩知识，及时向产妇提供正确的信息和合适的安慰方式，可以让产妇有充分的思想准备，增加自信心和自控力，消除顾虑和恐惧心理，减少因不良心理状态引发的"心理性难产"的发生率。

一位由家属陪伴的孕妇来到病房，护士小刘热情地上前迎接，主动将其搀扶到病床休息，和蔼地与孕妇沟通。

小刘："李姐，您好！我是护士小刘，您有什么要求尽管对我说，我会帮助您的。"

孕妇："谢谢你，护士。说心里话，来到医院是既高兴又有点担心。我害怕生的时候太疼，担心难产……"

小刘："分娩是一个自然的生理过程，没有必要太紧张。分娩疼痛和不少因素有关，您可能听到很多对分娩认知不正确的传言，加上您对分娩缺乏了解，所以觉得特痛苦。其实啊，确保分娩安全、无痛苦也是我们的责任，我们会选择安全、有效的镇痛方式，还会教您一些应对技巧来减轻分娩的疼痛。只要您尽可能保持轻松的心态，积极配合就行了。"

孕妇："去年我的一个同学生小孩时难产，特别危险。我害怕自己也难产……"

小刘："李姐，我刚才看了您的产前检查。胎位正常，整个妊娠过程顺利，没有发生高血压、水肿或其他不好的情况。产房有医生、助产士，她们医术都是一流的，能正确指导您怎样更好地配合分娩，如果有什么特殊情况，也会及时与您的家人取得联系，您不必过分担心。"

听完后，孕妇微笑且自信地点了点头。

出院时的沟通

患者经过一段时间的住院治疗，大多数都能够康复出院。出院时的医患沟通应包括：向患者及家属交代回家后的注意事项；介绍活动与休息的关系以及有关锻炼方法；继续用药的用量、服法、药物副作用及注意事项；如需复诊，需明确告知复诊时间及所需材料。

有个别患者，由于疾病的原因，出院时病情不但没有得到控制，还可能进一步恶化。和这一类患者沟通时，医护人员应充分理解患者及家属的心情，注意态度温和，同时要给予患者信心与希望。患者即将出院时，护士还应结合患者的具体病情，做好出院后治疗护理的相关知识指导，时间最好不要选择出院当天，而是在治疗临近结束，或者在出院前几天。将重点内容落实在纸面上，出院的时候再交给患者，以免患者忽略和遗忘。

患者出院，如时间允许主治医生、主管护士可以送到病房门口、电梯口。和患者告别时可以说"多保重，请记住复诊时间""请按时吃药""请注意休息"。也可以根据病情、天气等情况进一步给予关怀性嘱咐，如"外面风大，注意戴好帽子"。送到病房门口时，要等患者走出一段距离再离开；如果是电梯口，则等患者走进电梯、电梯门关闭后再离开。不要说"再见""欢迎再来"之类的话。

特殊岗位沟通技巧

医院不同的岗位，鉴于工作特点，沟通的要求往往也有所不同。

导医沟通技巧

为方便患者就医，各医院纷纷推出导医服务（也称为导诊、分诊、咨询服务），为患者提供更多便利与帮助。导医是医院的窗口岗位，除做好咨询工作外，还有分诊、导向、扶助、现场管理和应急处置等作用。

导医需要做到文明服务、礼貌待人、细心周到，做到口勤、腿勤、眼勤。熟悉医院各主要医疗科室、检查科室的所在位置，各科就诊时间和专科专家门诊时间，医院规章制度和便民优惠措施等，以便更好地为患者提供信息咨询、分诊指导，为患者就诊提供方便。可以说，导医是活地图，事事通、医院通。

导医应经常巡视门诊大厅，热情、主动、礼貌地接待患者，对患者的问题做到有问必答，百问不厌。遵守医疗制度，引导患者挂号、候诊、检查，以避免患者因不熟悉医院环境及就医流程而耽误时间。条件允许时，还可以给等候的、允许饮水的患者倒上一杯水，并送上宣传资料以让患者了解医院情况。

患者走进大厅后，主动迎上前轻声问候："您好，请问您有什么需要帮助的吗？"

如果对方说找××人或××部门，告知××人或××部门的具体方位。当现场人手允许时，可以把对方带到相应部门。人手不允许时，用礼貌用语、规范手势指引方向即可。

当患者不知道该挂哪科时，询问患者症状："请问您有什么不舒服？我们医院分科较细，根据不同情况挂不同科室的医生。"问清患者情况后告知："根据您的情况，应挂×科。"然后将挂号窗口或自助挂号机的具体位置指示给患者。

对病情危急的患者，护送到急诊室；遇到老、弱、残、病重等行动不便的患者应及时上前询问病情，协助挂号，初次来医院就诊的指导其正确填写就诊卡，陪同重病患者就诊。需要陪同患者检查时，对年老体弱、行动不便者，可以在征求意见后进行搀扶或提供轮椅服务，在细微环节中体现出医院良好的人性化服务及医德风尚。

凡用车辆送来、担架抬来的、步态不稳的急诊患者，立即出大门接诊，并送急诊科处理。

在引领患者、和患者沟通中，现场情况允许时，还可以主动、简洁地介绍院容院貌、医院的先进设备和技术水平、特色专科，借此扩大医院声誉，树立患者诊治疾病的信心。

关于分诊和引导的内容，在本书第七课已有专门的介绍。

挂号窗口沟通技巧

去窗口挂号是必需的一个程序，是患者要经历的"第一站"，对于医院及医护人员第一印象的形成，起着非常重要的作用。所有挂号窗口岗位，无论是个人形象、举止行为还是工作职责的履行，都必须高度自律。

"无事不登三宝殿"，来医院就是为治病，所以患者及患者家属的心情都是焦急的，恨不得不用挂号收费直接去找医生。所以挂号窗口应准时开窗，挂号准确、迅速。而且，对于个别因焦急上火而态度不好的患者，我们应该不予计较，并且以自己的行动做好医院印象的"第一站"。会用、善用文明用语，礼貌待人，有问必答，态度积极。

只要法律法规没有禁止硬币、纸币流通，窗口就不能因清点麻烦而拒收。

收付现金，坚持唱收唱付，票款当面点清。递钱款、票据时注意语言提醒。

初诊患者在填写就诊卡信息时，窗口有义务指导患者正确填写。

为患者挂号时，还应注意维持窗口前的排队秩序。人多、有患者插队时，没有其他人维持秩序，挂号窗口就应担起这个责任，维护排队秩序，尽可能提高挂号速度、方便患者。同时也要避免自身变相插队，如不要因为熟人来挂号就特殊处理、提前挂号。当然，对持有"优诊卡"人员应该予以优先挂号，其他患者有意见时给予解释。

收费窗口沟通技巧

准时开启收费窗口，以整洁、规范的着装，亲切的微笑，迎接患者的到来。

收费窗口，往往涉及大量现金、账目，所以必须思想集中。不但要唱收唱付，当面点清，还有必要对大面额钞票进行验收，避免错收、漏收。递送票款的时候，应核对、确认姓名，并严格执行医保制度。给患者找零钱、递送票据时用语言提醒。对持"优诊卡"的人员优先收费。如有患者对金额有异议，必要的时候需要重新核算。有无法结算的单据需请缴费者找医生重新开方，并主动帮其和医生沟通。做好与患者的解释沟通工作，避免让患者以为窗口推脱责任。

药房沟通技巧

药房岗位更应体现严谨、认真的工作作风。所以工作期间着装整齐，仪表端庄，不离岗、不干私活，不吃零食，不玩手机，不扎堆闲聊。

鉴于药房岗位的特殊性，药剂师在配药的时候，要做到"四查""十对"。"四查"：查处方错误，查药品质量，查配伍禁忌，查用药合理性；"十对"：对科别，对姓名，对年龄，对药名，对剂型，对规格，对数量，对药品性状，对用法用量，对临床诊断。如果确实对个别药品的剂量有疑问或对药名辨识不清，一定要和医生核对后再配药，不能"我猜""估计是"。现在基本都是电子系统，不用看手写处方，"药名辨识不清"基本不存在了。

发药时必须核对姓名、药名。取药的患者询问服用方法时，应礼貌、简练地告知，也可以同时告知，打印的处方单上有药品名称、用法。而不是粗暴地让患者自己看处方单。

皮试药物有醒目阴性或免试标志方能发药。

对持有"优诊卡"人员优先配药。

把配好的药，递送到患者方便拿接的地方，并提醒"您的药齐了""祝您早日康复"。

医务文明用语规范

使用文明用语，是专业敬业、训练有素、文明行医的体现，更是规范化服务的要求。对于医疗单位来说，使用文明用语，应注意用语符合伦理道德原则，避免使用伤害性的语言，并注意语言的安慰性和教育性，使之更利于医患关系的维护。

文明用语要求

礼貌谦虚。根据不同的患者分别运用，做到语调柔和。语调柔和是指随时调整自己的嗓门，尽可能使声音听起来柔和，避免严厉强硬的语言，以起到增强语言感染力和吸引力的作用，为自己塑造温文尔雅的形象。如与初识之人或熟人相遇，应用简洁、热情的语言互致问候。在与人交往中，接受他人的帮助，哪怕是微小的事情，都要领情并感谢。而给他人带来麻烦与不便时，要用道歉语表达歉意，道歉态度诚恳。躲躲闪闪，轻描淡写的态度只会引起更大反感，加大情感的间隙。礼貌谦虚的形象，无疑会给人留下亲切和友好的感觉。

语速适中。指讲话速度不要过快，避免连珠炮式的说话方式。尽可能娓娓道来，给患者留下稳重的印象，尤其医院老年患者多，语速适中也方便患者听得清，更好理解医护人员所说内容。连珠炮式的说话，患者听着费劲，而且容易弄混所讲内容，造成不必要的麻烦。

老常上午要做血液透析，护士正在给他做健康教育。护士一边

整理治疗盘内的杂物，一边对他说了一大通，而后端着治疗盘准备走了。突然护士回过头来问："常大爷，您听明白了吧？"老常："你说得太快了，我记不清。"

语态专注。说话时应和患者或患者家属有眼神交流，不要东张西望、漫不经心。不论患者的身份高低，都应一视同仁，并尊重患者的人格，维护患者的权利。

某医院，一名女患者突然"哇"的一声痛哭起来，接诊她的医生吓了一跳，不知道发生了什么事情。原来，这位患者进去的时候，医生没有看她一眼；等她讲完了病情，医生仍然没有抬一下头；最后开处方时，医生跟她说话时依旧没看她。她实在受不了医生的这种冷漠才失声痛哭的。

适景适情。文明用语应适用于具体的情况，不能乱用。否则，不仅得不到良好的沟通效果，更有可能引起误解。

杜绝市井语言。有些市井语言过于随便，医护人员随便使用会显得缺乏基本修养，从而让患者丧失安全感。比如，当询问患者名字时，应说"您的姓名是？"不宜随随便便地说"叫什么？"同时根据患者年龄、性别、外貌，考虑一个恰当的称呼。迎接患者入院时，避免说"欢迎光临"，在送患者出院的时候，避免说"再来啊"等（见图8-3）。

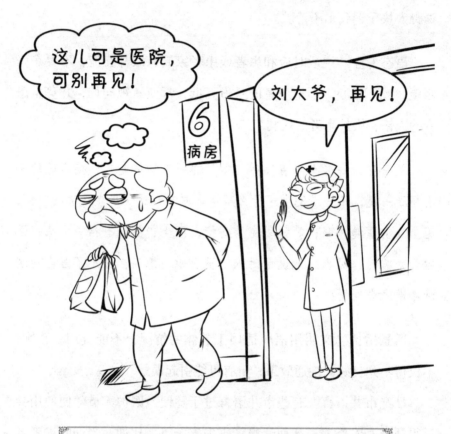

图 8-3　和患者说话注意用语恰当

具体文明用语

根据医护人员的工作特点，常用的文明用语有：请、您好、谢谢、抱歉、请慢走。

请保持安静。

谢谢您的配合。

请到注射室做皮试。

别着急，请慢慢讲。

请您提供一下诊疗卡。

请躺好，我为您检查一下。

请放心，我们一定全力以赴。

请您按时服药。请您多保重。

请坐，您哪儿不舒服？让您久等了。

接到钱款查验后："收您 ××× 元。"

打、接电话时："您好，×××"或"您好，×× 科室。"

将单据及找补的零钱交给患者时："找您 ××× 元，请点清，请慢走。"

您有什么疑问吗？请稍候，我来帮您查。对不起，给您添麻烦，请原谅。

收款前："您好！一共 ××× 元，请问您是现金还是刷卡、微信、支付宝？"

患者要去其他窗口取药，以规范手势指示方向并说："请您到

×号窗口取药。"核对姓名后给药"请您拿好""请慢走。"

杜绝医患沟通忌语

一位患者来到医院，经过长时间的排队，好不容易见到医生。医生边拿过他的化验单，边说"晚了晚了，太晚了"。患者一下跌坐到地上。这时医生说了第二句话"你来得太晚了，我都要下班了……"

虽然这只是一个幽默段子，但也告诉我们医护人员在和患者或家属沟通时务必注意，绝对不可以说容易产生误解的话。这是医患顺利沟通的重要条件。

穿上白大褂，不能乱说话。医护人员必须对自己说出口的每个字、每个表情负责。公认的医护人员要命的四句话"你来晚了""没治了""回家吧""早干什么去了"。这样的话，往往极大地打击患者及家属的治疗信心和对生活的期望，而产生不良后果。除此之外，医护人员还有六类服务忌语要时刻注意。

不尊重、命令式

出去，外面等着。

越忙越来凑热闹。

还没到点呢，都出去。

长那么胖，血管都找不到。

快躺（坐）下，别耽误时间。

把裤子脱了（把衣服撩起来）。

喂，××床，去×× 做检查（不称呼姓名）。

侮辱人格、讽刺挖苦

太娇气了吧。

活该，自己作的。

没钱就别来看病。

痛，谁叫你要孩子。

挂一次号要看一辈子病吗？

这么大个人了，什么都不懂。

有什么不好意思的？都这份儿上了！

你这样的见多了，有什么了不起。

干吗起个这样名字，叫起来多别扭。

有什么不好意思的，都这个样子了，还装。

不耐烦、生硬

什么事？

别啰唆，快点讲。

你这人事儿真多。

没什么，死不了。

跟你说了你也不懂！

怕痛，别到医院来。

嫌慢，你怎么不早来。

在这儿签个字，快点！

上面都写着了，自己看吧。

查户口吗？你管我姓什么？

× 医生去哪儿了，我怎么知道。

催什么，医生不在忙着吗？

瞧这破血管，扎都扎不进去！

让你做的检查你不做，后果自负！

这是法律、法规的规定，你懂吗？

现在交班（开会、结账），外面等着去。

门上写着什么呢？这是你要找的科室吗？

你看病，还不知道挂哪个号？长这么大没生过病？

不负责任、推脱

我下班了，找别人去。

医生开错了，找医生去。

这事别找我，我管不了！

快下班了，明天再说吧。

嫌这儿不好，到别处去。

有意见找领导，就在 × 楼。

没零钱，自己去换好再来。

机器坏了，到别的医院去吧。

这儿治不了，去别的医院吧。

嫌我态度不好，我又没请你来。

我就是这个态度，你去告好了！

这事别来找我，我不管。谁答应你的，找谁去。

你怎么这也不愿查，那也不愿查，还看什么病。

含混不清、增加疑虑

看看吧！快不了。

也许不要紧（没关系）。

你这病，是好是坏，说不清（准）。

这事（手术、病）可不太好办呀！

反正查了，先拿点药回去吃了看看吧！

能吃什么就吃吧，能吃得下去就不错了。

让人引发不好联想

晚了。

欢迎光临。

不行了。

没气了。

欢迎您再次光临。再见。

老吴因病进了手术室。一家人焦急地在手术室门口等待。半小时后，手术室的门开了，两位护士面无表情地走出来，边走边嘀咕，其他内容没听清，但其中的"……不行了……"却听得真切，老吴的老伴一下子瘫坐到地上。这时医生出来了，见此情景赶紧上来搀扶，边搀扶边说"大妈，您怎么了？大叔的手术情况很好，休息几天就没事了……"老吴的儿子当即向医院投诉了那两位护士。

心态调节与情绪疏解

医疗行业的特殊性，使得医护人员面临着极大压力，不仅是工作强度的问题，更是来自心理压力：治愈患者的渴望和当下医疗手段不足的矛盾，以及来自部分患者的不理解。不良的情绪，不仅会伤害自己的身体，也不利于医疗工作。怎样调节自己的心态，疏解不良情绪呢？

不要养成消极的思考习惯。遇事多往好处想，学会改变思维，努力在消极情绪中融入一些积极的思考，反向思考问题，把压力视为鞭策前进的动力。患者的投诉、工作的失误，都是宝贵的经验积累，也是从医路上的磨炼，应吸取教训避免类似问题再次发生。王安石有一首和反向思考问题有关的诗："风吹瓦堕屋，正打破我头。瓦亦自破碎，岂但我血流。我终不嗔渠，此瓦不自由。"坠瓦砸头已发生，不妨换个角度寻一些安慰，避免不必要的纠结。

学会理智调节。中青年往往争强好胜，面对强大的工作压力和工作中的不顺心，容易出现过于强烈的情绪反应，甚至出现过激行为。每当此时，思维会变得狭隘、情绪难以自控而失去理智。把脾气拿出来，那是本能；把脾气压回去，才叫本事！那些压力大一点就有情绪，且不能控制，动不动给人脸色看的人如果是孩子，勉强称为天真可爱；但如果是成人，就是不成熟。所以我们医护人员要学会理智调节，无论遇到什么事件，产生什么情绪，都应让自己先冷静，用理智的头脑分析并进行推理，找出产生不良情绪的原因，从而保持心理平衡。

脸皮"厚"点。不要把受到的批评个人化，更不要把大会上领导批评的普遍问题硬往自己头上安，即使自己受到反面的评论，也要把它当成能够改进工作的建设性批评。

适当转移注意力。这种调节方式是心态调节中必不可少的。主要包括运动、旅游、培养其他兴趣等。可以外出参加一些娱乐活动，或者外出旅游，换换环境，因为新奇的刺激可以使人忘却不良的情绪。运动可以提高人体的机能、知觉和控制力，增加血液循环，调节心率，改善机体的含氧量，让人的精力和情绪在短时间获得提升，也是一种很好的宣泄。还有像养花草、宠物或听音乐、练习书画，看喜欢的电影、电视节目，都是不错的调节方式。

不要把工作当成一切。当你的大脑一天到晚都在想工作的时候，压力就已经形成。应该分出一些时间给家庭、朋友等，倾诉和对外交往能起到良好的心理调节、情绪疏解作用。

发现自身有心理问题苗头，又无法通过自我调节得到缓解，就应及时向专业人士（如精神科专家或心理专家）寻求帮助，进一步筑牢身心堤坝。

小提示大道理

良好的医患沟通，有助于医患双方相互理解，保证医疗工作顺利进行。这既是医学人文精神的需要，也是提高医疗服务质量、防范医患纠纷的基础。

第九课

行政后勤办公礼仪

THE
NINTH LESSON

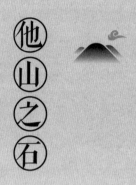

他山之石

　　韩先生做了脑部核磁共振，发现脑动脉有硬化迹象，便拿着片子紧张地询问门诊医生严重吗，吃什么药。医生看着电脑，头也没抬："你快50岁了，这不是正常老化吗？不用吃药。""医生，以后要注意什么呢？比如饮食方面、其他方面？"医生还是没抬头："要注意什么？老农民都知道。"听到医生在叫下一个号，韩先生只好走出诊室。

　　事后越想越气，韩先生就向医院打电话投诉，结果电话接待人员明显搪塞敷衍，连什么时间、哪位医生看的病都没问，电话里还同时和其他人闲聊，以"好的，我们了解了"结束了电话。韩先生在第三天又把事情发到网上，结果事情在网上开始发酵，网友说这位医生明显不耐烦了；还有网友说医生有阶层歧视；医院的投诉处理方式是漠视患者权益……后来当地主管部门通报批评了这家医院。当时正值全市医疗行风评比，因这件事的影响，该家医院在全市的评分垫底。

　　医院的行政后勤岗，既有常规单位办公行政的特点，又有其特殊性——为一线医护人员提供支持与服务。即使是处理投诉的岗位，也要担起自己的责任，投诉发生的时候做好医患关系的缓和剂，维护医院的形象和患者的正当权益。

医院行政后勤岗位的内外交往，鉴于医疗行业的特殊性，有其自己的特点。

办公环境礼仪

办公，不仅是对本单位内部，也有对外的迎来送往。举止行为如何，事关工作效率和医院的形象。

维护办公环境

维护办公环境，看似小问题，实际上体现的却是一个人对工作的态度。整洁、规范的环境，也更利于身心舒畅、高效地工作。

自己的桌面必须整洁，工作时间不放除手机、台历、水杯之外的其他私人物品。

每一种办公用品或文件，都应放在固定地方，使用后放回原位。水杯也应放在固定的地方，避免因乱放而碰倒水杯、弄湿文件甚至出现电脑短路的现象。

不在有电脑的办公桌上吃有碎屑或汤汁的东西，吃东西应该在茶水间或休息区，雨雪天将鞋底处理干净再进办公室并放好雨具，不随地吐痰、不直接往垃圾桶里吐痰，地上有垃圾主动捡拾起来扔进垃圾桶……

无论接打电话、使用办公设备，或者说话、走路，还是取物放物都不应制造噪声，并尽可能减少不必要的声音，避免惊扰其他同事办公。如发出让人反感甚至恶心的声音，必须去无人的场所或者卫生间解决，如擤鼻涕、吐痰等。

洗手间不是个人专用，一定要照顾到他人的感受，"来也匆匆，去也冲冲"。手纸等扔进纸篓，用手开关门而不是用脚。

注意职场文明

身在工作场所，必须注意举止、语言文明。

往来接待结束后，将用过的一次性杯子放到指定地方，其他杯子清洗后归回原位。

自来水，能用小水就不用大水，用过之后随手关好水龙头。

夏天的空调温度开在 26℃，人体舒服、健康，也最环保节能。

最后一个离开屋子时，养成随手关好门窗并关闭电源的习惯。

离座时，把座椅归回原位。

进他人办公室先敲门，即使门开着也应如此，获得允许后再进入。

有抽烟习惯的，在非抽烟区或有女士、孩子、患者的场合都不应抽烟，这是基本的礼貌。想吐痰或擤鼻涕时，应该回避，不可以当众"表演"。我们作为医院的行政后勤人员，必须做到这些，这不仅是个人素质问题，也是为了他人的健康（见图9-1）。

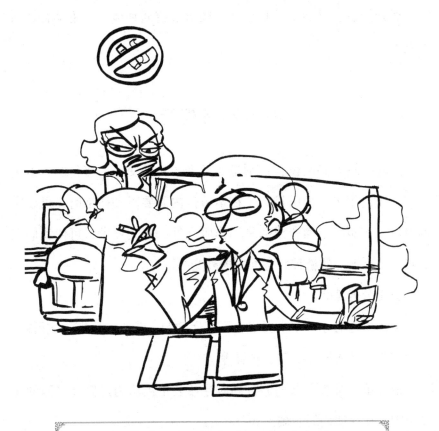

图 9-1　不要在非吸烟区吸烟

工作场合不可以爆粗口，即使是口头禅也不可以。

对于他人的问路，礼貌、清楚地告知。

遇到同事、领导主动打招呼。狭窄过道遇到他人，主动礼让对方先行。

办公着装规范

医院行政后勤岗位，特别是经常需要对外交往、接待时，着装应符合规范要求。而医护岗位在本单位内需要对外往来时，可以穿本岗位工作服。下面介绍的是工作服之外的着装要求，可使我们以更职业、更干练的精神状态面对内外交往。

男士公务着装

工作场合的穿着基本要求：不穿运动装、背心、短裤、乞丐裤、带状凉鞋、沙滩鞋、拖鞋、布鞋等。

很多单位都提倡穿西装，同时穿西装也被认为是尊重严谨的交往规则、礼仪惯例的表现。

西装上衣宜选单色，藏蓝色、灰色或棕色都可以。另配西裤时，西裤的质地应和上衣接近，颜色接近或深于上衣。上衣的最佳长度，是手臂向前伸直的时候，内穿的衬衫袖子能露出 1~2 厘米。单排扣西装，最下面那粒扣子不系。西装内侧胸袋放轻薄物品，外侧下方口袋不放物品。

西裤裤长以盖住鞋面、不露出袜子为宜。忌挽、卷衣袖或裤腿。西装裤子侧面的口袋只放不影响裤形的小件、轻便物品，最好不放物品。而后侧口袋不应放物品。

正式场合，搭配西装的衬衫首选白色。正式场合的衬衫不应有图案，细小的几何图形除外。单穿衬衫，衬衫口袋不装影响其板型的物品；不打领带时解开衬衫领扣。工作场合，天气再热也不能撸、卷衬衫袖管。

皮带一般应是黑色皮质，但穿棕色皮鞋时可以用棕色皮带。皮带头要求简洁，应是自动扣。

和西装配套的鞋，选深色、单色皮鞋。黑色牛皮鞋和西装最般配，棕色也可以选择。我们在医院工作，皮鞋不可以使用金属鞋掌。

系带皮鞋是非常正规的选择，三截头皮鞋最为正式。平时，船形皮鞋、皮面带有小透气孔的皮鞋也可以穿。

袜子一般是深色、单色，以黑、深灰、深蓝色为宜，不穿白袜子。

出席重要场合，如签约、颁奖、重要会议，参加学术会，参与会见重要人士等，都应穿得正式，也就是穿西装、衬衫、系带皮鞋或三截头皮鞋以及打领带。当然，我们的国服中山装或改良版的中山装也是不错的选择。

平时也可以选择休闲款式的西装，搭配一套商务休闲装，往往是不收腰身的宽松式，颜色、款式上有更多选择，有的肘部打补丁，有的采用木纹纽扣等。面料选择余地较大，除棉、麻、丝、混纺等常规选择外，像毛、皮、各类化纤织物等，都可以选用。与之配套的服装也相对休闲一点。内穿的可以是 T 恤衫或亮色衬衫、牛仔布衬衫、半高领羊毛衫、polo 衫等休闲式装束。裤子质地可以和西装上衣接近，或者是棉质、化纤等其他材质。休闲时可配牛仔裤。

女士公务着装

工作场合，裤装、裙装都能穿。裤长最短也应是九分裤。连衣裙一般不能无袖，若无袖就要有领，套裙上衣最短应齐腰。

重要接待、签约、谈判、重要会议、拜会重要人士等正式场合，套裙是首选。如穿裤装的话，应是西裤，不应穿牛仔裤。这时候的裤长到脚面，面料可以和上衣相同或近似。

穿两件套裙装时，上衣和裙子可以是一色，也可以用上浅下深或上深下浅两种不同的颜色。穿同色套裙，可以用不同色的衬衫、领花、丝巾、胸针、围巾等饰品来点缀。同时套裙的主色彩不应超过两种，其主体图案不宜采用大型花卉、宠物、人物等。

很正式的公务场合（如签字仪式、谈判场合），裙子的袖长应能盖住手腕。夏天套裙内的衬裙，颜色可以接近或浅于外裙的颜色。穿吊带式连衣裙时，应外加西服上衣或外搭开衫。

不穿紧身裤、短裤、超短裙、小皮裙、吊带装，及颜色过艳、款式过奇、过小或过露的服装，避免内衣外露。

肉色、黑色、浅灰、浅棕色等单色袜，一般和同色裙子搭配穿着，其中肉色袜是最常规选择，可以和所有颜色的裙子搭配。穿裙子不宜外露袜口，并且网眼、镂空或印有异色图案的丝袜不宜和正装搭配。

工作场合的鞋，应是黑皮鞋或和裤子、裙装颜色相近或互补的、高跟或半高跟的船式皮鞋或盖式皮鞋，前不露趾、后不露脚跟的皮凉鞋是其次的选择，这些都是职场规范的皮鞋。没有严格要求时，平时也可以穿凉鞋（穿凉鞋时不穿袜子）、短靴等。

在接待、拜访、会议、签约、仪式等正式场合，应穿规范的皮鞋。

不穿拖鞋、鞋跟过高的鞋、钉金属鞋掌的鞋，西装或套裙不配运动鞋。

其他情况

不少医院规定，行政人员到病区也要穿白大褂。如有这种要求，行政人员必须尊重、遵守。

另外，绝大多数医院规定，穿白大褂不得进入食堂。这种情况下，我们行政人员工作时间如穿白大褂，去食堂的时候也应自觉换衣服，不能以"我不是医护"为由拒绝，做制度的破坏者。

医院办公行政接待

谦恭有礼，人人欢迎。不管是因公谈事，兄弟单位来访，还是上级单位检查、上级领导调研，或是在本院召开座谈会、评估会、验收会，接待工作怎样做到有礼、高效，体现出对来宾的热情、欢迎及树立医院的良好形象，这是需要考虑的问题。

总体要求是"统一安排，对口接待"。接待经费方面，既要符合医院的自行管理规定，也要符合国家对公务人员用餐住宿标准的管理规定。

接待前准备

了解对方的身份、人数、单位、来访目的和注意事项。总体要求是"统一安排，对口接待"，根据接待对象及事由，协调有关院领导和安排相关科室做好对口接待。

对于重要的、外地的来访者，还应了解是否需要安排住宿、用餐。

不同的接待，还有一些特殊的准备，需要提前了解并准备。比如上级检查，涉及主管领导必须在医院等候，这就涉及提前安排好时间。如是评审、验收或座谈会，同样涉及医院相关部门或主管领导，还要提前准备好材料。

确定医院是否需要准备会议室、多大的会议室，现场是否需要布置，准备茶水或瓶装水。如需提供茶水服务，由哪个部门的哪些人专门负责。

需要安排住宿用餐时，应征求来宾对住宿、用餐的意见、要求。我们不可以随便提高接待规格，接待公职人员随意提高规格不是热情，而是给对方挖坑，同时也给后期的审计带来隐患。

是否安排车辆接送、陪同用餐（陪餐人数应遵守规定），是否需要安排拍照录像人员，会场是否需要水果，是否需要准备礼品，等等。

如需在本院参观，提前安排好路线、科室及各个点位的相关人员、讲解介绍人员，包括发言及讲解介绍内容的选择。

对于远道而来的重要客人，需要去机场、车站迎接时，还要了解对方所乘交通工具到达的具体时间。

对方联系人的联系方式、姓名、职务。最好提前、主动联系对方随行联系人，一是确认联系方式，二是告知对方接待事宜，也是为了表达欢迎和热情。

对于特殊的接待，诸如座谈会、学术会议、评估会等，最好将己方本次的相关负责人员姓名、职务及联系方式，以书面的形式提供给对方随行联系人，以方便对方的联络、沟通。

机场车站迎宾

需要去机场、车站迎接时，确认好来宾到达的时间，提前发微信或短信，告知对方我方接站人员及手机号码，以及具体在什么位置恭候、车型车牌号等。建议统一确定好一个固定格式，每次接待时提前编辑，换掉姓名职务就行。微信或短信内容应包括你是哪个单位的什么人，表达欢迎，什么时候在什么地方恭候对方，车的颜色、车牌号……内容既要精简，又要全面。

隆重的接待，还可以使用接站/机牌，专门制作"欢迎×××"接站/接机牌，在约定地点举牌恭候。

提前到达约定地点等候是起码的礼貌。

见面后，微笑并握手问候寒暄是必要的，这也是在传递友善与热情。如是驾驶员自己接，初次见面时驾驶员不必主动伸手相握，微笑点头致意、问候即可。

来宾如有大件行李，可以主动替来宾提拿大件行李。随身小包，则不必主动帮忙提拿。

上车时请来宾先上。打开车门，并以手示意来宾"您请上车"，等来宾坐好，为来宾关好门，自己从另一侧上车。下车时，自己先下，为领导或来宾打开车门，请其下车，并协助提拿大件物品。

待客礼仪

"出门看天气，进门看脸色。"做客最怕冷遇，所以如果我们医院负责接待，对来宾不管身份高低，都应显示出起码的友好和热情。

对于重要来宾，可以到本单位停车场、单位门口或电梯口迎接。而日常接待，等来宾到达时，到办公室门口迎接。

办公室门口迎客。客人到达后，立即快步上前相迎，保持微笑，主动握手并问候，然后邀请到合适的地方请客人入座。

电梯口迎客。提前一两分钟到电梯口等候。电梯门开启后，迎上一步，一手挡住电梯门，另一手做邀请动作，请来宾出电梯。然后主动和主宾握手并问候。对其他随行人员可以逐一握手。对方人多时，也可以对其他随行人员点头、环视微笑致意。

停车场或大门口迎客。上级领导或重要来宾，应到医院停车场或大门口迎候。获知到达的时间后，提前在现场等候。车辆到达并看到车中的来宾时，向来宾挥手致意。可以为主宾打开车门，请其下车，随后主动握手并称呼问候。

如遇重要来宾，而院方又是多人迎接时，可以列队相迎，和来宾逐一按序握手，避免忙乱。

接待过程中，做好陪同、引导。陪同来宾，走在来宾左方。主陪人员和来宾并排走，其他陪同人员走在来宾和主陪人员身后。在走廊里，应走在来宾左前方几步。引领过程中不要一言不发，而是做好语言关照、提醒，特别是走到特殊环境的地方，比如转弯、上楼梯，以手示意并礼貌地说"您这边请"。出于安全和礼貌，上楼梯时请客人在先，下楼梯时自己在先，有扶手的一侧尽量让给客人（见图9-2）。

乘电梯，无专人驾驶时，应自己先进入并控制电梯，再请来宾进。无须本人亲自操作，则客先己后，到达目的楼层时请来宾先出。快到接待室或领导办公室时，提前告知"这里就是×××（所要去的地方名称）"或"这里是×××办公室"。先敲门，得到允许后再进。外开门的，请来宾先进；内开门的，自己先进，拉住门，再请来宾进。

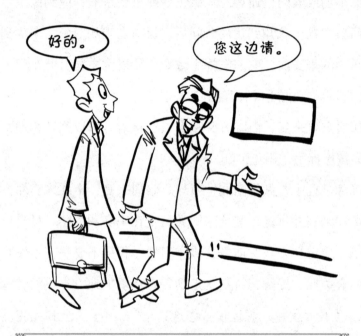

图 9-2　接待引领中注意语言关照

最好是反手关门、反手开门，确保始终面向客人，以示礼貌。

注意送客

对于日常接待，除非有重要事情需马上处理，并且主要事宜双方都已经落实，才可以主动暗示结束接待工作，否则接待方不宜主动结束，以免有逐客之嫌。

来宾要起身离开时，作为主人一方，注意不应和来宾同时起身甚至先于来宾起身。来宾一说要走，马上站起相送，这种做法有逐客嫌疑。要等他们起身后，己方再起身。

但凡重要接待，不管是兄弟单位来访、上级单位检查，还是座谈会、评估会、验收会，送客的规格应基本等同于接待。主管领导再忙，接待时露过脸，送客时至少也应出面打个招呼，不应该虎头蛇尾。

即使是日常性接待，送客时也应尽可能送到办公室门口或电梯口。这时应在原地目送一会儿，等来宾身影消失后再返回。不要对方刚走两步，回头发现主人早已不见，难免有些失落。送到办公室门口的，返回房间时关门动作一定要轻，客人刚出门就听到重重关门声，容易产生不好的联想。

送客到停车场，最好等车辆开动并即将消失在视线中时再走；送客到火车站或机场，最好等来宾通过安检再走。送别的时候，不可以表现得心神不宁或频频看表，以免使人误解成催他赶快离开。必须提前返回时，一定要向对方诚恳说明理由并致歉。

和远客道别时再说些诸如"请慢走""再见""这次辛苦大家了，欢迎下次再来做客""合作愉快""祝一路平安"等道别的话。但"一路走好"这样令人误会的话，不要在道别时讲，而"一路顺风"也不要在送机时使用。

称呼与介绍礼仪

不管是称呼还是介绍，总的要求是"得体、有序"，符合双方的身份和角色。

与患者交往称呼

在和患者或患者家属的交往中，可以对方的职业、身份相称。在身份不明的情况下，可以性别相称，如"李先生""周女士"等。对方是文化教育、艺术工作者，称为"× 老师"比较妥当。对年长者称呼要恭敬，不要直呼其名，年龄与其相当的，可以称呼"老张""老王"；若自己年轻，称呼长者时，可称"刘大爷""王叔"等；对于有较高身份者，应把"老"字和其姓倒置，尊称"张老""王老"。称呼时可以借助声调、热情的笑容和谦恭的体态以示恭敬。对年龄相仿或比自己小的，可以直呼其名。称呼时态度诚恳，表情自然，体现出你的真诚。但在输液、配药、手术等特殊情况下，为防止出错，一定要称呼患者全名。

儿童患者可以亲切地称呼"小朋友""小同学"或亲昵地称"小

淘气"，同时加以抚摩，如抚摩头、肩等（如是国外小朋友，这一点要慎重，有些国家或地区忌讳），都会让患儿感到亲切、温暖、可信、有安全感，以无形的力量解除患儿的恐惧和焦虑，使患儿安心接受治疗和护理。

切忌只以床号称呼患者，以免使患者感到不被重视，增加患者的压力，产生烦躁、焦虑和恐惧情绪，对实施治疗和护理计划都会带来困难。另外，以床号代姓名，还容易造成医疗差错，给患者带来不必要的痛苦，甚至危及生命。如医院有时因床位需要可能暂时加床，会同时有"3床"和"加3床"两个患者，治疗和护理时只喊"3床"，可能会出现张冠李戴的错误，误将"3床"当"加3床"，其后果是可想而知了。

公务交往称呼

对于自己的同事，可以姓氏相称，如"小王"；或以职业相称，如"李护士""周大夫"。对于有职务的，应该以职务相称，如"李护士长""王主任"等。对于有高级职称的，应以职称相称，如"丁教授"；一些名称较长又不方便简称的高级职称，如"主任医师"等，日常称呼中就不必以姓氏加职称来称呼，而是以"姓氏＋职业"来称呼，比如"张医生"。

如是同事但不认识（这种现象很正常，毕竟医院动辄上千人），也不知对方职称、职务时，对方又比自己年长，简单地以"老师"称呼对方也是可行的。

因公交往中，已知对方的职务，如对方是科长且姓陈，称呼"科长"和称呼"陈科长"，其效果是不能相提并论的。在你面前的"科长"可能不止一位，但"陈科长"却是只此一位。

用对方的职业相称，也可以对方的身份相称，其中以职务、职称来称呼最常见，如仅称呼职务"主任""经理"等。职务前加上姓氏"朱总经理""李院长"；职务前加上姓名，适用极正式场合如"李国强院长"；有职称的，特别是高级职称者，可直接以职称相称。

不宜为套近乎而在他人面前称自己领导为"老王""老赵"等。

无论哪种称呼，也无论对方身份比你高还是低，称呼的同时必须保持微笑并眼神关注。即使把对方身份称呼得再高，但称呼时看向其他地方，显得目中无人没有任何真诚和敬意可言，对方也会认为你是在敷衍。

现在很多人都习惯将称呼简化，同时也导致产生一些不规范的、容易让人引起歧义的简称。比如把吴工程师，简称为"吴工（蜈蚣）"，把向工程师称为"向工（相公）"，把范局长称为"范局（饭局）"等。可见，称呼简化不可随意。

介绍规则

公务场合介绍，总的规则就是让更受尊重者享有优先知情权。以个人身份职务为出发点，即把职务低的介绍给职务高的。接待客人到主人办公室，应把客人介绍给主人，这是为了方便主人知道对方是谁，以方便接待的安排。在其他主方场合下，应把主人介绍给客人，以示对客人的礼遇。

介绍他人

给他人介绍前，应先了解双方姓名、身份。介绍中注意突出双方的身份、职务，特别是对外引以为傲的头衔或身份，应该重点突出，也是被介绍双方都希望的。人数众多的场合，如果大家年龄相仿、身份类似，则按一定次序，如从左到右、从右到左或者从近到远的顺序逐一介绍。

为他人作介绍，不要用食指来指指点点，应伸出右手至齐胸高度，指向被介绍者，拇指微屈，其他四指伸直并拢。比如把张三介绍给李四认识时，上半身及面部转向李四，把右手伸向张三："李四，这位是张三。"然后把上半身及面部转向张三，同时把右手伸向李四："张三，这位是李四。"不要一会儿伸左手、一会儿伸右手，左右开弓，显得忙乱而不规范。

给他人作介绍，被介绍的双方才是主角。所以为双方介绍后，不要和其中一方不停聊天。记住，介绍完毕后你的使命完成了，剩下的时间交给他们。

被人介绍

自己被介绍给他人时，应面向对方，显示出想认识对方的诚意。等介绍完毕，可以握手致意并说"您好""很高兴认识您""久仰大名""幸会幸会"等客气话，必要时还可以进一步作自我介绍。

被介绍的过程中，面带微笑，举止大方，热情应答、问候，如原本坐着，当被介绍时应该站起来，除非对方身份比你低很多。

自我介绍

某些特定场合，比如酒会上想认识某人，但又没有人引荐，这时可以主动作自我介绍。介绍时必须站立，主动向对方打招呼并点头致意："您好！"以引起对方注意，然后说出自己的姓名、身份。也可以一边主动伸手和对方握手，一边作自我介绍。

当自己的名字中有比较复杂或容易引起歧义的字时，可以主动把字加以解释，特别是要用正面人物或大家都知道的正面事物说明，这样更能加深对方印象。我姓名的两个字都不常见，我会说："您好，我是靳澜。靳，是靳东的靳。"如果对方还显示出迷茫，我会继续说："左边一个改革的革，右边一个四两拨千斤的斤。澜，是五彩斑斓的斓。"某次我遇到一位陈姓先生自我介绍说："我叫陈×，陈世美的陈。"结果大家笑翻了。

介绍多人

当被介绍的双方其中一方是一人，另一方是多人时，把个人介绍给集体就行了，不必再把集体中的每个人一一介绍给个人。

当被介绍的双方都是多人时，由主方负责人首先出面，依照主方在场者具体职务的高低，自高而低地依次对其作介绍。接下来，再由客方负责人出面一一介绍。代表团来访时就会出现这种情况。

行政接待茶水服务

行政接待中，不论是来谈事，参加座谈会，兄弟单位来访，还是上级单位视察检查，给来客敬茶是基本待客之道。

茶具准备

茶具要求是成套、干净、完美的，忌用破损的茶具。

一般用瓷质盖杯。而日常性的普通接待，可以用一次性纸杯（最好有杯托），也可以用瓶装水。

用瓶装水的，应使用同一个品牌、包装、容量。人数少的重要会议或有主席台的会议，给主席台提供茶水服务，用瓶装水时还可以给每人放一个空玻璃杯（最好同时给玻璃杯加纸质杯盖），以方便大家自行倒进杯中饮用。

冲泡要求

现场人少，且有多种茶水可供选择时，可以用封闭式提问方式，即具体列出有哪些茶水，请来宾选择。

取放茶叶时，不应下手抓。最好用茶叶匙／茶叶夹取茶，以便掌握茶叶量。也可以将适量茶叶先倒进茶叶筒的盖中，再由盖中倒进茶杯。

为达到最佳口感和色泽效果，注意不同茶叶对水温的要求不同。

绿茶尤其是新茶，一般以 80~90℃为宜。合适的水温，茶汤才会嫩绿明亮，滋味鲜爽，茶叶维生素 C 也较少被破坏。

泡红茶、乌龙茶、白茶、黑茶，用100℃的沸水冲泡。

常言道"茶满欺人"。倒茶时，一般倒水杯的七八分满就可以了。

怎么上茶

现场条件允许的情况下，应从客人右侧上茶。上茶前先轻声说"打扰一下"。

接待重要的宾客时，可以先给每个座位放好茶杯，杯内放好茶叶或茶包。待到达坐定就应为其加水，然后每隔15~30分钟再次续水。左手持水壶，右手将水杯拿离桌面，壶嘴不碰杯口，且在壶嘴距杯口1~2厘米的位置来操作。

有盖的杯子，用右手中指和无名指夹住杯盖上的提钮，轻轻抬起，大拇指和食指将杯子拿起，侧对客人，在客人右后侧方，用左手持水壶将水倒好，放在对方的右手上方5~10厘米处，有杯耳的把杯耳转至对方方便拿取的位置。上好茶后轻声说"请用茶"。

现场奉上倒好茶的茶杯时，则把茶杯放在托盘内，左手托着托盘，从贵宾右侧上茶，右手将茶杯放在贵宾就近的桌前，杯耳转至贵宾右手方便拿取的位置，然后轻声说"请用茶"，同时配合手势示意。

续水时，右手持水壶。续水前轻声说"打扰一下"，续好后说"请用茶"。

有主席台和观众席时，顺序是先主席台后观众席。

己方领导或客人的人数少，应该先客人后主人；先一号领导后二号领导；先领导后下属。

己方领导或客人的人数多时，敬茶或续水应以顺时针或逆时针方向依次进行。

用瓶装水待客时，要注意切不可提前替客人拧开瓶盖。当发现对方打不开时，再上前协助。

敬茶或续水结束离开时，注意举止的得体、优雅，首先后退一、两步再转身离开。转身时尽量向人多一侧或离出口近的一侧转体，不要给贵宾留个背影。离开现场时，注意轻声，包括关门时。

工作会议礼仪

来自观察者网的消息：某医院一张"××医院举办年终总结大会"的图片在网上流传。大会现场悬挂的条幅上写着"虎虎生威迎新年，手术室里全是钱！"引起网友争议，央广网随后也发文批评：不见"医者仁心"，只见疯狂逐利……医院是有公益属性的，社会也对医院寄予了救死扶伤的道德期待。仁心仁术应是医务工作者的共识，应该成为其价值底色，而不是动辄就用"钱"去衡量生命的价值。对于网络热议和舆论的批评，该医院随后郑重道歉。

工作会议是集中传达重要事项或讨论工作事宜的集会。参会者因在会议上所承担角色的不同，而有不同的举止要求。医生常参加的学术会议，上面案例中的年终总结大会，都是会议。

组织会议

组织会议要看是本单位的内部会议，还是有外单位人员或上级领导参加的会议。本单位内部会议，看时间、参加人员、议题，准备会场、饮用水、白板、数据线、遥控笔及备用电池，调试话筒、投影，发通知、打印会议材料。本单位重要的会议，还应准备相关条幅（会议室有电子屏的单位，可以直接在电子屏上显示相应文字，节约、省事）。

条幅或电子屏上的文字内容务必注意审核，毕竟是医疗单位，容不得任何玩笑或不严谨，在自媒体发达的今天，随手一发可能就是一个故事或事故。

有外单位人员或上级领导参加的会议，除上述内容外，还涉及迎送、医院领导提前会见、会场茶水服务、用餐等的安排。用餐，在确保不超标的情况下，尽可能做到餐饮的多样化。现在提倡一切从简，所以不宜在医院门口铺红毯。

参会准备

会议在哪儿开？什么时候开？会议主题是什么？会议要开多久？这次会议自己或者本部门有什么问题需要解决？参加学术会议时，会有哪些领导、专家参会及主题发言？带着问题参会，效果当然会更好。

即使平时对穿着没要求，但有外单位、上级单位领导参加会议时，或者参加学术交流会议时，也应该着装正式一点。这是事关自己和医院形象及精神面貌的问题。

参加会议时，不能只"身未动心已远"，应自己提前准备好记录的本、笔等。会议开始前把手机设置为震动或静音状态，保持会场肃静。如有必要，会前去一下卫生间，以便没有"遗留问题"。

自己不是会议嘉宾且不用发言，到达会场时，选择符合自己身份的位置入座，而不是专挑最偏远的地方坐。

参会礼仪

工作会议是因"公"而开，必须遵守基本的会议礼仪要求。

不迟到、不早退。会议开始前三五分钟就应进会场，不要让大家等你"粉墨登场"。

会场上保持会议应有的氛围，至少不要主动添乱。有时候难免会遇到"舍不得结束"的发言者，再加上声音没有激情，语言表达平淡，时间一长就像催眠曲。即便如此，也应提醒自己不能在会场上睡觉或做与会议无关的事。

发言者议题即使和你没有直接关系，也不应有消极表现。适当了解对工作没坏处。

不要有让人反感的举止。如脱鞋、抖腿、躺坐在座位上，转笔、捏矿泉水瓶等。

本部门或人数少的会议，应做个会议的参与者，这也是领导所希望的。

工作再忙，也要避免在会场接打手机。有紧急的电话，应以不影响他人的方式离开会议室，到外面接听，并快速结束。因公非回不可的微信，简单沟通后，等会议结束再联络，不要领导讲话时你却微信来来往往没完。

会场上拍照应尽可能用静音，关闭快门，以免影响他人。

有急事找会场里的人，比较得体的方式是，以不影响他人的方式进入会议室，并将写好事项或要找人的字条交给有关人员。

如果必须暂时离开会场时应轻手轻脚，不干扰他人。需要长时间离开或提前退场，应该和会议组织者或自己的主管领导打招呼请假后再离开。

发言倾听礼仪

他人发言时，自己应保持坐姿端正，用友善的目光注视着发言人。不应东倒西歪或趴在桌子上，更不应交头接耳、接打电话、玩手机、看书、睡觉、玩手头的东西等。即使对发言人不满或不认同对方的观点，也不可以有喧哗、起哄或翻白眼之类的失礼行为。听到重要、有启发或者和自己工作相关的信息应认真记录。

听他人发言，表现出认真听讲的姿态，不仅表明你的工作态度、个人修养，也是对发言者的尊重。

发言中还要给予积极的回应，并不是一直安安静静坐着就是尊重对方，而是应有一定的目光交流，对待赞同的观点时，应用点头、微笑或目光注视对方等方式予以回应。

即使小范围会议，打断他人发言也是失礼的行为。有问题可以等对方停顿或结束时再提。听不清楚或不明白的地方，可以请对方再做说明。要求发言先示意，经过主持人或发言人同意后再发言。发言中即使观点不同，也必须友好，以理服人，不得讽刺挖苦或人身攻击。参加学术会议，想对发言者提问，应等发言结束再举手示意，获得许可后再提问；对方解答后应表达谢意。

发言举止礼仪

为提高会议沟通效率以及个人、医院的形象，需要注意发言中的行为举止及沟通礼仪。

会议发言有正式发言和自由发言两种，前者一般是领导报告，后者一般是讨论发言。

发言者应穿着整齐，特别是参加学术会议、有上级领导参加的会议及涉外会议时，应穿着正装。在发言内容的安排上，必须围绕会议主题及自己所提出的主题做发言，内容宜短不宜长，重点放在问题的提出和解决上，而不是套话连篇，否则是对所有与会者的不尊重。浪费他人的宝贵时间，无异于"谋财害命"。

人数很少的会议，特别是圆桌会议，发言时则可以坐着。

不论所讲的主题多么严肃，不时环视会场上的每个人，既显示自信，又说明重视会场上的每个人。发言的时候把握好语速，口齿清晰，讲究逻辑，简明扼要。发言过程中适时地提高或降低音量，可以起到渲染气氛的作用。

正式发言时，发言者走上主席台要步态自然，刚劲有力，表现出一种成竹在胸的自信与风度。

书面发言则要注意适当停顿，停顿时抬头环视一下会场，和与会者做眼神交流，不能一直旁若无人地低头念稿。

自由发言则较随意。但也要注意发言顺序和秩序，不能争抢发言；发言简短，观点明确；与他人有分歧时，以理服人，态度平和，听从主持人的指挥。

有人对自己的发言提问时，要礼貌而简短地回答，不能答非所问，或者在答案周围绕圈子。对不能回答的问题，应机智而礼貌地说明理由或者避开，对提问人的批评和意见认真听取，即使提问者的批评是错误的，也没必要表现出失态。

注意运用适当的身体语言，让讲话更容易被与会者接受。不要摆出双手紧握或双臂交叉胸前的防卫姿势。指指点点来强调、坐在台前交叉握双手、手指撑出一个高塔形状的说教动作，这些都是令人反感的表现。

发言完毕应礼貌地向全体与会者鞠躬表示感谢。

办公电话礼仪

行政的小周刚被投诉了。原来，上周五下午临近下班，办公室的医院咨询电话响了。电话那头声音不大清楚，还带着听着费劲的口音。想着马上要下班去赴约，小周开始有点不耐烦，随便哼哈起来。最后对方问，明天是周六，医院能做核磁检查吗？做检查？有医生啊。小周想都没想地应了一句，随后挂了电话。周一，家属就直接来医院投诉了。原来，周六日医院只能做部分化验，核磁是做不了的。在周五咨询后，周六带着老人来做核磁的家属很恼火：觉得医院太不负责任，他们从一百多公里外赶过来，结果白跑一趟。周一又跑了一趟，这不耽误事吗……

医院的办公电话与普通的办公电话大多相同。但也有其不同之处，主要是面对患者咨询时。

基本礼仪要求

电话沟通中声音传达的情感很重要，尽可能表现出积极的感情色彩：语速适中，保持微笑。

有负面情绪时，调整情绪后再接打电话，可以采用深呼吸法来调整。

往外打的电话，接通后的第一句应该是有感情的"您好"，忌说"喂"。然后是报出医院名称。接电话也应以"您好"开始并自报家门。直线电话应说医院简称。分机电话应说"您好＋部门名称"，或者直接说姓名，或者部门和姓名。结束通话时，应先说"再见"再放话筒，不要让人觉得太突然。

通话的时候，不应有可能影响声音情感的仪态，比如趴着、仰着、斜靠着或双腿高架。通话中吃喝东西的声音在电话中更明显，除非是很熟的朋友，否则显得很无礼。

电话意外中断时，一般打电话者或身份相对低者主动再拨过去。结束电话时，一般谁先打的谁先结束；接电话，可以让对方先结束，或者让身份尊者先结束。

打电话礼仪

打电话前应将以前的沟通情况做一次简单梳理，并适当在电话中体现出以前的沟通成果，以示你记得、了解过往情况。而对于内容复杂的去电，最好先厘清通话要点，将重要信息罗列出来，以免沟通时缺乏条理、丢三落四。

因公务对外打电话，要注意时间。除约好的时间外，应尽可能在对方方便的时间拨打，一般是上班的半小时后、下班的半小时前。如果不是十万火急，不应在对方休息时间打公务电话。打到我国的新疆地区，以及国外的电话，还要考虑时差。

通话时间"以短为佳，言简意赅"。这样的沟通有效率，对方听的效果也最好。交谈即将完毕，再简单复述重要的通话内容，特别是涉及的数字、字母、路牌号。

至于通话的"三分钟原则"，是"以短为佳，言简意赅"的具体体现，是指应尽可能控制通话的时间长度，做到简练、明确。

接电话礼仪

我们提倡电话铃响三声之内接听电话。不应在第一声就接，否则会让对方吓一跳；而晚接，也会让心急的人以为没人接听。因故三声之内才接，通话后应先致歉。

正在和他人谈话又有必须亲自接的电话时，先示意和自己交谈者稍等，并在接完电话后向等候者道歉。手头工作太紧，而对方的事也不是必须立即处理，应在接通电话后说明原因，表示歉意，同时约好具体时间并主动打过去；出于礼貌，可以再次向对方致歉。即使对同事有意见，代接电话时也不应表现出个人情绪，这是礼仪修养的问题。除了因要转告而问对方的基本信息，如姓氏、单位、事由、联系方式外，不应再问其他信息。

没有授权或打电话者不是同事熟悉的人时，不要随便说出同事的私人电话或实际行踪。可以说"他这会儿不在座位上"。

替同事转达时，应做好电话记录。记录内容应有下面几项信息：对方姓名或姓氏、事由、单位名称，是否要回电话或回电话时限，来电时间。其中如涉及地址、账号、电话号码或电子邮箱等易错信息，必须在通话结束前复述确认。

如是医院咨询电话，必须认真严肃对待，假如给他们一个错误信息，轻则让对方白白跑一趟，重则耽误疾病的诊治。接电话期间其他人不应说笑，接电话者不应吃东西或与其他人闲聊。对于了解的事项，清晰明白地解答；不知道或不能确认的事项，切不可含糊对待或想当然解答，毕竟医疗相关的都不是小事，可以确认后再告诉对方，或提供相关部门的电话号码。

医院网络接待礼仪

医院信息科收到一封感谢信。

前天，张大爷早上醒来，和往常一样直接坐起，突然头眩晕两三秒钟；吓得张大爷赶紧躺下，又眩晕两三秒。然后又发现抬头或低头都是这个症状，还伴随恶心。联想到前两年发现的颈动脉有斑块，脑动脉有硬化现象，张大爷觉得肯定是脑血管堵了。想到这儿，张大爷连给子女打电话的勇气都没了。想起孩子在他手机上装了医院微信公众号，就在医院公众号上发了条语音，详细描述了症状。然后张大爷开始收拾东西，觉得这次肯定要住院，能不能出院就不知道了。半小时后，竟然收到医院公众号的回复！回复说：根据您的描述，初步来看是耳石症的可能性较大。为了您的健康，希望尽快来医院检查。

张大爷看到回复的内容，感觉瞬间轻松了。来医院检查后，果然就是耳石症，当时就复位成功。张大爷当即在医院手写了一封感谢信，交到服务中心。

随着智能手机的普及，越来越多的医院为了方便患者用手机挂号、预约、了解情况，以及诊前咨询、诊后沟通，化验检查结果查询，开通了医院微信公众号，或设置了微信、QQ 或是其他方式的在线咨询。

第九课
行政后勤办公礼仪

总体要求

微信公众号设置了留言、私信功能的，应确保工作日每天都有专人查看并及时处理。

微信公众号上发布的照片，涉及患者形象的，必须尊重患者的隐私权。

对于有在线咨询功能的网络工具，工作时间应保持在线状态。

可以改名称的在线咨询工具，都应改成医院的标准名称或标准简称，不应用个性化昵称。

沟通礼仪

以"您好，××医院！"开始，以"谢谢您的咨询！"结束。始终以"您"来称呼，内容确认后再发送。中途必须暂时离开或需要了解情况再回复时，先告知咨询者。

知道对方姓氏后，以姓氏相称。对于中青年患者，不宜用"哥哥""姐姐"这样的亲属性称呼。而对于年长者，则可以用亲属性称呼，如"大爷""大姐""阿姨"等。

同时接待多位网络咨询者，要根据先后顺序、重要性、紧急程度来先后回复。同时对晚回复者表达歉意。

职权外的事宜，不擅自做主回答。不清楚的事宜，不随便回答或不直接说"不知道"，而是了解后再解答，或者告诉咨询者可以解决此问题的医院具体部门的电话。

对于不熟悉的事项，不应贸然回复，更不能以"或许""可能""说不定"这样模棱两可的话来应对咨询者。这时，可以请咨询者稍等，确认后再回复；条件不允许的，提供相关科室电话，请咨询者电话咨询；对于病情的咨询，可以建议患者尽快来医院就诊。

网络沟通中，同样要有同理心，不可以面对患者描述的痛苦，没有任何表示。可以用"可以理解""的确很难受"等措辞来表达。

负责语音解答的，对于本地说方言的患者，可同样以本地方言来解答；说普通话或外地口音的患者，我们应用普通话沟通。

解答中避免用网络用语，不发不常见的个性表情或容易误解的表情。

即使遇到不礼貌的咨询者，我们也没必要同样不礼貌回答。

不应随意留个人联系方式给咨询者。

对于使用频率很高的内容，比如地址、电话、医院就诊流程，以及其他常用的解答内容，可以创建快捷方式；或者整理出一个文档，需要的时候以复制粘贴的形式发给咨询者。这样既高效又避免出错。

注意事项

在线咨询接待，重点是"听"或看文字。患者说了很多却没重点的，应该以自己专业的知识和经验，来引导咨询者表达出需要了解的信息，而不是简单打断。

在线咨询，是为方便患者解决一些基本事项，而非在线诊断。所以，具体病症的判断、治疗，应该建议患者及时来医院。

咨询接待中，如在沟通中发现患者情况严重且紧急，应该建议立即拨打"120"。或者请对方留下电话、地址，帮忙联系"120"。

安保人员工作礼仪

五楼 C 区缴费窗口的小孙又看了看长长的队伍，一边忙手里的活儿一边无奈地喊："安保！安保！"没人应答。过了一两分钟，小孙又喊"安保！安保！"还是没人应答。这时，边上指导老人用自助机的护士听到，赶紧快步走向几十米外靠在自动扶梯边上看手机的安保，着急地说"窗口小孙一直在找你！"安保一激灵，看了时间，边快步走向窗口边嘀咕"晚了好几分钟了"，朝队尾的七八个人大声说"窗口要下班了，缴费去一楼大厅，这儿不能排了"。队尾的几位纷纷说"怎么不先打招呼，我们排上了凭什么不能缴费！"

这是发生在某医院真实的一幕。问题就在于安保人员在工作时间擅自离岗，使得没能在特定时间截止排队，而影响到窗口。窗口如把所有排队人员缴费事项全完成，很可能超时，系统关闭，没法交接、款项入库；如让排队人员去其他地方，势必让已排上队的人员不满。所以，工作时间坚守岗位、坚守职责是任何岗位都应做到的。

医院的安保岗位，也同样与多数行业的安保有不同之处，为患者提供优质服务也有安保人员的一份力。我们从以下五个方面介绍。

仪表形象

在第二课已经介绍了着装规范。安保岗位有自己的制服。总体上来说，制服应是干净、没有破损的，工作中不可以卷挽袖口、裤腿。

需要注意的是，在室内工作的安保人员，工作中一般应穿皮鞋。炎热季节尤其是户外岗的，如医院没有特别规定，退而求其次可以穿布鞋、运动鞋。

皮鞋、布鞋、运动鞋，都应是深色的，相配套的袜子也应是深色的。

工作仪态

手伸直自然下垂，掌心向内，指尖向下，贴放于大腿两侧裤线处，也可以掌心向内，虎口相交叠放在小腹前，或者用安保人员专用站姿跨立。

收腹、立腰、挺胸、抬头，站成"V"字步或两脚稍开（不超过肩宽）就可以了。

安保人员工作中的手势问题，不管是引领带路、指示方向，还是递接物品，都应按照第三课的要求规范进行。

另外，工作时间在岗位上不应有倚靠而站、抖腿、双手抱胸、手插衣兜、伸懒腰、毫无遮拦地打哈欠等不良仪态。

问询服务

有人问询时，微笑注视对方，以示礼貌和专注。对于知道并且可以答复的事项，清晰、明确地解答。不清楚的事项，告诉对方解决的建议，比如请对方去问服务中心，这时候还应告诉服务中心的具体位置。切忌简单粗暴地说"不清楚""我怎么知道""不归我管"等。

对于问路者，应用对方容易理解、容易看到的方位或参照物来说明，比如"往前几步远就有个收款窗口，那儿往左走50米就看到了"。在室内空间少说"东南西北"这种抽象的方位名词。

问询目的地不太好找，且对方又是年迈之人时，条件允许时可以引导其到临近目的地再返回岗位。引导时，环境允许的情况下尽量让其走右侧以示尊重与关照。

对于腿脚不便或身体明显虚弱又没有人陪同的，如本医院安保职责允许，应主动上前搀扶到医院内目的地或让导医导诊等接应。上前搀扶时，先征求对方同意，并避免触碰到伤病处。行进的速度以对方的速度为准。

秩序维护

秩序维护是安保的重要职责。有人插队、队伍阻碍道路或排的队伍混乱时，应第一时间出来礼貌劝阻或维护。停车场的安保，同样也要维护车辆秩序，确保有序进出、停车入位，避免插队或随意停放而影响其他车辆的混乱现象。发现有人在医院内抽烟，或在不允许拍照的地方拍照、录像，也都应第一时间劝阻。管理、劝阻或维护过程中，注意使用文明用语，切忌使用粗暴的语言、语气或手势。

医院里有些特殊区域规定了探视时间，在探视时间内，在规定人数内的患者家属可以探视。不到时间安保没有权限开放，超出人数同样安保也没有权限私自同意入内，毕竟人太多会影响其他患者休息。这时只需要礼貌、诚恳地说明规定，请家属理解、配合就可以了，一般情况下都会积极配合。切忌表现出爱搭不理的样子，或者看着家属不说话只用手示意墙上的探视时间、探视规定。可以微笑着指示并说："您请看，不到探视时间，请耐心等候。"

有人在医院里大声说话、大声播放音视、视频，在自己的职责区域内，安保同样应第一时间上前劝阻、礼貌制止："麻烦调低音量，以免影响他人。"

有些窗口到一定时间就要截止排队，避免到了下班时间还有很多人排队办业务，而影响规定时间的工作交接或款项上缴，影响资料、款项入库。这时候相应位置的安保就要和相应窗口做好配合，到了一定时间就要注意窗口的示意或主动问询、迅速紧密配合，告诉大家这个窗口马上要交接班，需要缴费或办理事项的不要再在后面排队，去其他可以办理的窗口。

其他事项

遵守医院的各项管理制度，尊重工作安排。

有事先请假，不擅自离岗、空岗。

不在医院内大声喧哗。

不随地吐痰，擤鼻涕。

工作时间不在岗位上玩手机。

进他人办公室先轻敲门，即使门是开着的。

在医院里狭窄处与患者、家属或医院来宾相遇时，主动致意并让对方先行。

工作时间段的重要事项，按规定及时上报、登记。可能涉及下一班次处理的事项，详细做好交接班，让下个班次的同事清楚明白。

上下级交往与沟通

领导是医院一个部门或整个医院的灵魂。尊重领导、有分寸地交往，是下属的责任。

尊重领导

不管是自己的科室领导还是院领导，工作中都必须尊重。见面主动打招呼是最细节化的表现，而不是见着领导赶紧绕着走或低头装作系鞋带。

服从工作安排是尊重领导的重要形式。对于分配的工作，不仅有效执行，还应高效执行。工作上的事宜早不宜迟，不能让领导等不及被迫催问你。对工作安排有不同意见应该私下提出，而不是当面顶撞或背后乱说、阳奉阴违地执行。

提建议时讲究方法，考虑场合。宜在领导不忙、没有其他人在场的时候提建议。提建议时不应急于否定领导原来的想法，而要先肯定领导的想法，然后有理有据地阐述自己的见解。领导考虑的是全局，难以事必躬亲；"人非圣贤，孰能无过。"并且领导也是普通人，难免有出错的时候。当领导理亏应给台阶下，不必非要较真。

公众场合或对外交往中，下属应尽可能处处维护、尊重领导，做好协助工作。比如一起乘坐车辆时，请领导先入座；宴请中，请领导先动筷、先敬酒。

适时汇报

凡事有交代，件件有着落，事事有回音。

适时汇报工作，这是建立上下级关系的基础。工作进展到一定程度，或者遇到会影响工作进度的重大困难，都应主动汇报。阶段性的进展也要及时报告。让领导随时掌握工作进度，或者请领导提出意见，这样方便领导掌控全局。

实际上，很多下属在这方面做得远远不够。不少单位的下属，工作做到什么程度、多久能完成，都不习惯汇报，非要逼领导主动向他们"汇报"。甚至如果不提醒，一项工作完成也不会汇报。遇到问题，汇报的时候一味追问领导怎么办，而没有自己的想法或解决方案，恨不得天天都让领导手把手教。这些都是不称职的表现。

当然，正常情况下的汇报，是向直接主管领导汇报，而非越级汇报。

不乱传话

每个人都有自己的缺点和隐私。和领导在一起久了、熟悉了，难免会了解一些领导的缺点或隐私。这些绝不应该作为同事间茶余饭后的谈资来四处传播。这是对领导基本的人格尊重。

领导也是人，所以和关系比较亲近、信任的下属交往时，难免会不经意地透露一些尚未公布或者尚未正式形成决策的事情。"有幸"听到，就让消息在你这里终结，而不应四处传播。否则，既不利于医院的安定团结，又会影响医院的决策，甚至产生不良的社会影响。

老版本的电视剧《亮剑》中，师长李云龙在原配夫人牺牲多年后，与护士小田坠入爱河。李师长亲自来田家提亲，田父不同意这门亲事。李云龙说，那我就一直站在院子里直到你同意我娶小田为止。李云龙严肃地对他的警卫员说："这是我自家的事……这件事情绝对不允许你告诉别人。"

试想，如果这件事情被其他战友知道，就会变成大家茶余饭后的笑料，难免会使李大师长尴尬。实际上警卫员事后也没乱传，这也正是尊重领导的体现。

应对批评

"常在江湖飘，哪有不挨刀。"领导有领导的思路想法，你有你的见解，所以难免有偏差而受到批评，这再正常不过了。

下属必须理解：或许领导批评的分寸、口气、方式等不一定适当，但出发点都是对工作负责，把工作做好，避免出现差错，希望下属的工作尽善尽美。所以必须克制、缓解自己的对抗情绪，表现出应有的气量，不顶嘴的同时还要表现出你对批评的接受。重点了解领导在批评什么，把批评当作教导，当作激励，去努力改过。领导批评得不对，就当是在表达不同意见，没必要当面反驳。有时候的批评，也有可能是借题发挥，针对的不一定是你。确实有委屈或误解的，如觉得实在有必要，可以找机会私下适当解释，但也不宜动不动就去找领导当面解释。

同事间交往与沟通

要想获得职场成功，除个人能力外，和谐的同事关系至关重要。关系和谐，共享成功喜悦；关系失当，独尝失败苦果。同事在工作中就应同担风雨，分享阳光。

打成一片

在一个团队中，大家都不太喜欢貌似清高的人。与同事相处，尽可能和绝大多数同事打成一片。合得来的多交往，合不来的适当交往，而不是老死不相往来。交往是为保持基本的工作情感，以利于工作中的往来与配合。

打成一片，还表现在适度关心同事。遇到同事生日、结婚、升迁、乔迁等，都可以表达祝贺；同事身体不适或工作遇挫，表达同情和问候；同事新买的衣服，适时适当赞美；对同事出差表达关心，出差归来表达问候等。

配合支持

每个人的性格和做事风格、能力都有所不同，各有长短。一味盯着差异，只会产生分歧与隔阂。共事的目的是做好工作，所以应把注意力放在共同目标上，站在同一立场，把差异放在一边，求同存异，以求融洽彼此关系，达成共识，发挥各自专长。

"人多力量大"这句话不假，但更重要的是心往一起聚，力往一处使，才能使任务完成得更快、更好。一群人在一起，只是团伙；而心在一起，才是团队。

尤其是医疗工作，人命关天。各科室之间"不图小我"的高效协调配合，才是至关重要的。如果各自为战、为突出自己或本部门而故意为难他人，只能给医疗工作带来更大的困扰。即使是一流的名医，只单纯靠自己也难做出什么成就。对于医疗工作来说，没有绝对的分内分外，分内的工作是必须完成的，而分外的工作则应在完成本职工作的前提下尽量配合支持他人完成工作，这也是责任。

作为医院的行政后勤，本就是为一线医疗岗位提供支持、配合的。所以对医疗岗位的支持配合响应应是高效的。比如，收费窗口打印机坏了，如不能快速响应，赶紧安排人维修，那么就会影响患者的缴费及接下来的化验、检查、治疗。比如容易让患者误解的指示牌，或需要添加指示牌的地方，应尽快处理不推托。再比如，夏天如果中药房空调制冷不好，在里面工作就是煎熬，更会影响药品的保存。所以对一线医疗岗的配合支持应是无条件且高效响应的。

还有，医院要举行视频会议或线上讲座，相关部门就应该提前做好各种调试，包括背景的选择、现场光线的调试，甚至上镜者的着装建议（如不是白大褂，就要建议别穿有细条纹或小格子纹饰的衣服）。

其中还包括不推卸责任。工作难免会出现各种原因的失误，或许是第三方的原因，或者是同事的原因、领导的原因……这些都不重要。没有必要把时间浪费在推卸责任、埋怨上，必要的时候单位自然会认定责任的归属。最重要的是解决问题，如何再把剩下的事情做好——这毕竟是共同利益。

保持沟通

同事之间常有工作上的配合，如果没有良好沟通，必然会给工作带来不良影响。必须以积极主动的姿态和强烈的自我控制意识，与同事保持良好互动和沟通，使双方相互了解、信任。

如果缺乏交流，各揣心事，工作中很容易产生分歧、发生矛盾，使本来简单的问题成为"僵局"的开始。善于主动沟通的人更容易和同事友好相处，即使工作中出现分歧，也容易相互谅解，避免矛盾。

沟通过程必须摒弃不良习惯，如对他人的诉说表现出不耐烦，以指导或教训的口吻说话，在其他同事面前对合作的同事表达不满，炫耀自己的能力和成果，动不动用领导压人等。

多倾听他人的诉说、了解他人的意愿和想法，不要以为已经明白了，即使对同事有一定了解，也必须抱着认真倾听的心态，耐心了解对方的真实意图。

尊重体谅

或许有的同事的能力不如你，但也不必自以为是、趾高气扬、目中无人，对医护工作指手画脚，更不要动不动就说教。你可以让大家看到你更出色的工作表现，而不是看到你的自满狂妄。尽量做到谦虚、诚恳，以商量、赞许的语气与同事沟通。

取得成绩时，在同事面前应保持适度低调，一如既往的谦虚、谨慎包容地与同事交往，尽可能降低大家的抵触情绪。

不要在一些同事面前说其他同事的坏话。一句"道人是非者，必是是非人"，会让对方觉得你也是个"坏人"。

遇到问题试着换位思考、体会。有时候角度一变，"世界"随之改变。

发现同事心情不好，没有必要非得去撞枪口或针尖对麦芒，而应尽可能理解、迁就。大家关系不错的话，可以主动询问原因，共同分担喜怒哀乐。而自己的个人情绪，应避免在工作中流露，不要让他人无辜受连累。

即使同事之间也要有时间观念，不浪费他人的宝贵时间。

同时，在为医疗岗提供支持、服务的过程中，鉴于医护人员工作的高强度、复杂性及需求的及时性，有时难免会被医护人员抱怨甚至被患者或家属批评。我们这时候就应从大局出发，多一些体谅，高效地做好本职工作。

感恩惜缘

相识即是缘，更何况大家还是同事。以实习身份或新入职身份进入医院，对医院的环境、业务、人事等方面自然都会陌生而迷茫。应该以积极主动的状态，向资历深的同事请教、学习，并尊重他们，感谢他们。

即使已经是资深医护人员，但绝大部分的工作也需要大家共同配合才能有效完成，同样应对本部门的同事、关联部门的同事，报以感恩的心态，不管是对护士、医生、医技还是对行政后勤。

礼貌、谦和地对待所有同事，是感恩、感谢、惜缘最直接的表现。

餐桌礼仪与餐桌文化

对外往来中，餐桌可以说是交往空间的延伸。我们怎样做，既能享受桌上的美食，又可沉浸于良好的交往氛围呢？

用餐开始前

鉴于医疗行业的特殊性，医护人员参加宴请需慎重。

不管是请别人还是被别人请，如因公往来还要认真对待餐费标准的问题，绝不可以因"随意"招致不必要的"秋后"麻烦。

宴请他人时，主人一方应提前到达等候客人。有必要的话，可以在餐厅门口迎候客人。

外套或随身携带的东西不应放上餐桌。衣服可以挂在衣帽间或搭在椅背上。

在主宾和领导落座之后下属再坐。客人没入座，作为主人有主动邀请其入座的责任。

点菜。如不是工作简餐，应包括冷盘、热炒、主菜（大菜）、点心、汤。一般先请主宾点，当客人谦让不点时不必过于勉强。主人点的时候，与其问客人"您吃什么"不如问"您不吃什么""请问您有什么忌口"，可以迅速了解对方的饮食禁忌（见图9-3）。

有诚意地请吃饭，菜品应是特色、特产，包括当地的时令菜、名菜、饭店招牌菜。

尽可能不点难对付、吃相不雅的菜。

点选的菜还应注意不同材料、不同烹调方法、不同口味、荤素兼具等，做到少而精、风味浓，充分考虑到营养及膳食平衡。

对有典故、特殊寓意或独特功用的菜，用餐时最好能向客人作重点介绍，以示主方良苦用心。而不是一味地说"请尝尝、好吃、请多吃"这些平淡的让菜词。

用餐进行中

领导或客人正式发言时，其他人应停止吃喝、认真倾听，不时以眼神注视。即使私人关系不错，也不能打断发言。

面对来自领导或主宾的敬酒，起身相迎是基本礼貌。

需要特别注意的是，医疗行业与其他行业领域不同，工作时间

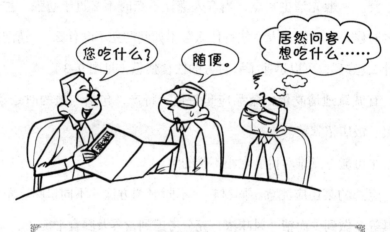

图9-3 点菜时不应问客人吃什么

医护人员绝不可以沾酒，哪怕是一口，低度酒也不行。

要照顾好主宾，但也要适当照顾其他客人。不能只和主宾推杯换盏、谈天说地，而对其他客人不管不顾，让他们受到冷落。可以多同主宾交流，也要让其他人有发言的机会。和主宾说话，适当和其他人有眼神交流，以示关照。

主方的任何一员，都有积极沟通、交际的责任。当出现冷场情况时，应引出新话题来救场，调动氛围。并不时照顾身边的人，适当让菜、敬酒。

陪同领导时，不论是作为主方，还是客方，都应跟随领导或客人发起的话题适当参与，不能让领导和客人"单挑"，而自己只负责"嗯""啊"和尴笑。否则，同样是失礼、失职的行为。特别是只有领导和你陪客人的时候。

这是因公务交往的用餐，不是哥儿们、姐儿们之间的聚会，所以提倡让菜不夹菜；敬酒不劝酒，忌灌酒。

在领导、年长者、主宾动筷之后再动筷。主方领导有责任先动筷或端起酒杯敬酒，示意大家可以开始。新上来的菜，请主客或者领导、长者先尝，之后下属、年轻的员工再动筷。当客人相互谦让、不下筷子时，或者新上了菜，主人一方有让菜的义务，但让菜并不意味着替人夹菜。必须为客人夹菜时，应该用公筷。

用餐中，身体略向前倾，胳膊肘不上桌，更不要趴在桌上。

站起来夹菜是失礼的行为，远处的菜等转过来时再夹。餐桌转盘要顺时针转，新上的菜先转到主宾面前。领导或客人在夹菜时应停止转桌。

每次夹菜后，先在自己的食碟或碗中稍做停留再夹起来吃。吃的时候避免发出明显的咀嚼、吸吮或吞咽声。

不能把公勺、公筷直接往自己嘴里送。用公勺舀食物，不要太满，以免流溅到其他菜盘或餐桌上。烫的食物等自然凉凉再吃，而不是用嘴吹。即便是自己的勺子，也不要在嘴里反复吮吸、舔食。不管筷子上是否残留着食物，都不要舔、吸。

谈话时应放下筷子，不要拿在手里挥舞，更不能作其他用途，如剔牙、挠痒等。不在餐桌上剔牙。咀嚼食物时不要说话。

取食菜肴时，不要在菜盘内翻来翻去、挑挑拣拣，甚至夹起来看看，没相中又放回去。初次取某种菜肴，宜少量夹取。

食物残渣、骨、刺，不能直接从嘴里吐在食碟上，应用筷子或手协助。不往不用的碗里乱放东西，包括不用的餐巾纸。

作为客人，尽可能将所有菜都品尝一下，即使有不爱吃的菜。

餐桌上不可以有清嗓子、吐痰、擤鼻涕等动作，这些应去卫生间解决。

忍不住打嗝、咳嗽时，赶快用餐巾捂住嘴，头转向一边，事后要对共同进餐的人说声"对不起"。还有一些不好的零碎动作在餐桌上要避免，比如抖腿、打哈欠、抠鼻孔、抓头皮等。

另外，还要注意不在餐桌上整理个人仪容仪表或服饰。

用餐结束

作为主方时，吃的速度应有意比客人慢一点，不应在客人前面吃完。

作为客人时，即使再饿，食物再美味，主人再热情，也不可以过于流连盘碟之间，应在主人结束之前吃完。

出于周全的礼节，应做到善始善终。所以用餐完毕，双方哪怕变得再熟络，主方也应礼节性送客，送到餐厅门口或停车场，目送客人离开后再走。

食堂用餐礼仪

因为是医院职工内部用餐的地方，所以有些人在食堂用餐时，往往"原形毕露"，甚至影响他人的胃口。今年上半年我去某地医院培训时，院长专门请我讲了一小时的食堂用餐礼仪。说明有些人在食堂用餐的举止已经到了让人无法忍受的地步。

遵守秩序

在规定的时间段内到食堂用餐，不把白大褂穿进食堂。

遵守秩序是基本的修养要求。一个有着良好素养的人，即使在职工食堂这样的内部场所，仍会得体举止体面地展现在他人面前。

有序地进出食堂，不要冲、跑、挤。大家都有秩序地进出，反而可以提高进、出的效率。

排队购买饭菜。加塞行为不应该发生在训练有素的医院职工身上，也不应该发生在职工食堂里。即使有女同事或领导，也不必非特意请他们优先购买。

座位应以先来后到为使用顺序。想坐他人边上或对面的空位，应询问确认之后再坐。和同事、领导、熟人一起吃饭，自己先吃好时，礼貌地说声"请慢用"再起身离开。离开座位时，把座椅放回原处（如是可移动座椅的话）。

用餐完毕将餐具放到指定位置。爱惜食物，不应随便剩饭剩菜。有无法吃完的饭菜，倒进指定的地方，不能为图省事而不负责任地乱倒。倒时要轻，避免溅到桶外或者他人身上。

食堂座位有限，不要不停地家长里短，用餐结束就应离开，给其他人空出地方就餐。

举止禁忌

食堂是集体用餐的地方，必须注意个人卫生，不应有随地扔纸屑、吸烟等不当行为，需要吐痰、擤鼻涕等动作时，应该立即去卫生间解决。

尊重食堂工作人员，不要当着他们的面，抱怨饭菜不好。如果有必要，可以婉转建议，或者通过正常渠道反映，不应在窗口和食堂工作人员争执而影响其他人。

不要对着他人的饭菜或公共菜盘说话，应该保持一定距离并侧脸说话。

用餐时趴在餐桌上，脚踩着座位或者蹬着对面的座椅腿，边吃边抖动腿，都不礼貌。

在食堂里说话应小声；不能在食堂里讲不健康的笑话、不卫生的内容，以及影响食欲的话题（见图9-4）。

骨、刺以及无法食用的其他东西，不应随地乱吐，可以先放到餐具里或放到餐巾纸上，餐毕一起收走。

吃东西或喝汤时应小口吞咽，闭嘴咀嚼，尽量不发出响声。

患者投诉处理技巧

周医生口干舌燥地忙到中午，刚休息，院办告知他刚才被患者投诉了。原来，患者说，他早上刚拿到片子，挂了周医生的号。好不容易排到，可周医生根本就没看他手里的片子，也不看以前的看病记录，三言两语就开了一堆药。他觉得周医生不负责，肯定多开药拿回扣。

院办对周医生说，已经向患者解释原因（现在都联网了，医生电脑里能看到片子，也能看到以往病历）并表达了歉意，说这是流程不严谨造成的误会。并且对患者说，治病是医生的天职，医生现在门诊量都超负荷，但都主动义务加班加点……

周医生困倦地用手揉了揉脸嘀咕道：这还真是疏忽了，以为患者肯定知道。

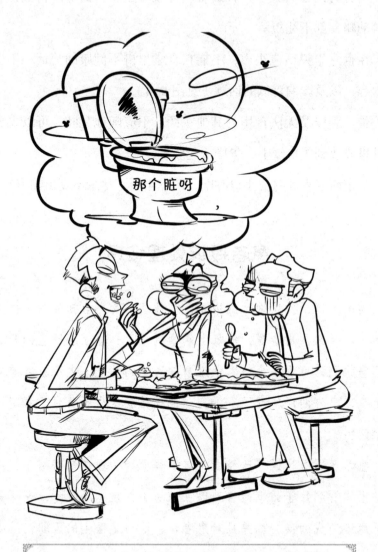

图 9-4　餐桌上有些话题不宜说

医护人员如果和患者发生冲突，患者在外面不会说具体哪位医生护士或窗口的哪个人怎样，只会说这家医院怎样。现在的自媒体如此发达，一件小事都可能被迅速放大，让医院蒙羞。

处理投诉，既要维护患者权益，也要体谅医护人员的苦衷，不能简单地一刀切：不问青红皂白只给医护人员打板子；或者一味偏袒医护人员，无视患者正当权益和就医体验。

但医院相对其他行业来说更加复杂、微妙。正确、高效地处理投诉，可以最大限度避免医患纠纷，提升医院的服务品质及患者满意度。

不激化 / 不刺激

首先要正确认识到，投诉也是一种倾诉与沟通。而且投诉是患者认为自己受到不公或委屈，忍无可忍才来"讨个说法"。投诉说明患者还是处在对医院认可阶段，处理得当则能大事化小，小事化无。所以在投诉接待中，绝对不能再激化矛盾，而是以主动、诚恳的态度，对患者表达出理解，对主动来说明问题表达感谢。最大限度消除患者的疑虑和对抗情绪，使患者的情绪有一个适当的出口与宣泄，以拉近彼此间的距离，为进一步沟通打好基础，创造条件。

将患者及当事人分开。尽快把医护人员和患者分开，而不是任由患者在医护人员面前表达不满、发泄情绪，那样只能越来越糟。请患者到安静的室内落座，奉上茶水后再请患者诉说。即使对方情绪激动，说了些过头的话，也情有可原，毕竟在患者看来，医疗无小事，他才是医生唯一的患者，护士唯一的护理对象，他才是最重要的那个人。所以处理投诉人员自己首先要冷静、自信，才能稳定对方的情绪。而一旦冲动地和患者杠上，事态就马上升级到不好收拾的地步。以积极、认真的心态来倾听，以此表明我们的关注与重视，并且向患者呈现出负责任、绝不护短的态度。

即使一开始已经知道是患者的原因，也不必马上点破，而是先让患者诉说，或许背后还有其他原因。

同理心倾听

患者或家属在医院里投诉，而不是发布到网上或向上级主管部门投诉，可以说患者还是带着善意而来。

既然来投诉，患者或家属必然觉得受了委屈，所以诉说过程中带着情绪也是正常的反应，应予理解。

投诉接待中，做到不打断患者的诉说。不仅要表现出认真听，还要以同情理解的姿态耐心地倾听，多听少说，多安抚，不辩论。一边听一边做好记录，患者尽情诉说的过程也是发泄愤怒或不满的过程。

投诉，有的是患者原因，比如缺乏医学常识、不清楚诊疗行为或对医生的疗诊过程不了解而产生误解。当然，也可能是医护人员自身的原因。而倾听可以尽快发现投诉的真正原因。

即使一听就是患者的问题，也要请人家把话说完，不必着急打断或解释。有理不在声高，作为医务工作者尤其要注意。

同时做好详细记录：事情的经过，问题的焦点，患者提出的要求、想法，想获得的帮助等。边听边记边复述，最后再重复患者的观点，并征求有无补充意见。这样既表达出院方的重视和诚意，又可以缓和患者的怨气。而且做好翔实清楚记录也便于汇报，还能为相关职能部门的调查处理提供可靠的原始信息。

当场没法立即解决的问题，先记录患者的姓名、联系方式，以便回复。并且安慰患者、表达歉意、感谢支持工作的同时，告知答复的时间，然后把患者送到门外。

面对一切投诉，都应表达真诚歉意。我分享给大家一句安抚的话（具体使用时，内容根据实际情况做相应调整），但在表达时要注意投入情感："××，非常感谢您大老远的还亲自跑过来把这件事情告诉我们，真是给您添麻烦了。"不管患者正确、错误，毕竟给患者带来了麻烦，并且客观上有利于医院服务品质的提升。

对于问题简单、清晰明确的误会，可以站在患者角度向患者解释清楚，而不是盲目、机械地表达同情却不作为。

谨记积极收尾

尽快处理，积极收尾，是处理患者投诉的重要原则。

尽快处理，表示医院解决问题的诚意、效率，也表示对患者的尊重、在意。同时也是为防止患者投诉产生的负面影响对医院造成更大伤害；还能最大限度减少潜在问题，比如当投诉无人受理或迟迟不解决时，有的患者就可能采取极端行为甚至暴力行为。

在没有完全了解调查清楚以前，慎重以医院的名义表达立场。对于马上协商、询问就能有结果的事宜，则立即处理。

对工作态度、流程或其他方面的投诉，只要患者说的有道理，应先向患者表达谢意："感谢您给咱们医院提了这么多宝贵的建议，医院的发展不能没有您呀。"是医护人员的态度问题，应立即向患者致歉，还应考虑请当事人出面道歉；已造成不好影响的，可以考虑请医院相关领导出面抚慰、道歉。

自己职权之外的事情，如对某些医疗项目收费标准有异议、医疗纠纷等，可以先和患者或患者家属协商，由相关人员进行专门答复。

需要调查才能答复的，及时将医院最终形成的调查处理意见向患者通报反馈，并对患者耐心地解释、说服和疏导。

调查后，我们院方没有过错的，则做好耐心解释工作，同时感谢患者对医院工作的支持。

院方确实有错的，就需要道歉。对院方的问题不隐瞒欺骗，勇于承担责任，尽快处理解决。这样的担当精神，更容易得到患者的体谅。况且，在信息流通十分发达的今天，隐瞒欺骗往往会让事情变得更糟。

协商解决时，严格遵照程序，坚持原则，维护医患双方的合法、正当的权益。

同时，每一次的投诉都是医院改进工作、提高服务质量的良机。

确实是医院问题的，不管大小都应落在实处，而且还要举一反三，避免再发生类似问题。是患者问题的，也可以从医院的工作流程或方式上来考虑，是否有完善工作的空间，以减少甚至杜绝类似事件发生的可能性，以提高患者的就医体验。

小提示大道理

随着我国卫生经济体制改革的深入开展，行政后勤已成为医院可持续性发展必不可少的重要环节。行政后勤工作和临床工作一样，是办好医院的重要方面，是构成医疗能力的重要因素。